MÉDITATION ET DIRECTIVES POUR LES DÉBUTANTS DE YOQA

MICHAL SMITH

Contenu

CHAPITRE 1

MÉDITATION et guide pratique pour les débutants

INTRODUCTION

Avez-vous déjà essayé la méditation pour soulager le stress ou améliorer votre santé ? C'est peut-être le bon moment pour faire de cette expérience une réalité si vous ne l'avez pas déjà fait. L'une des méthodes les plus populaires pour soulager le stress est la méditation, qui est même recommandée par de nombreux médecins.

La méditation est une compétence précieuse que vous devriez vous efforcer d'acquérir. La méditation peut être la meilleure option pour vous si vous passez vos soirées à vous inquiéter, à stresser à propos de tout ce qui doit être fait et même à vous sentir physiquement malade sans être malade.

Votre façon de penser change lorsque vous méditez. La méditation est quelque chose que vous pouvez facilement apprendre à pratiquer et à utiliser tous les jours, malgré sa complexité.

Selon des études, méditer quelques minutes chaque jour peut améliorer votre qualité de vie et réduire votre niveau de stress si vous vous en donnez la permission, en particulier votre esprit. En fait, la réduction du stress peut également améliorer votre apparence physique.

Découvrez comment la méditation peut changer votre vie dans ce livre. Bien qu'il n'ait pas l'intention de couvrir tous les aspects du sujet, considérez-le comme un point de départ.

La majorité des praticiens de la méditation qui réussissent suivent des cours ou recherchent du soutien dans leur communauté locale pour apprendre et pratiquer la technique. La méditation individuelle peut être très puissante lorsqu'elle est pratiquée avec d'autres.

Il y a de plus en plus de cours de méditation dans tout le pays, et il y a de fortes chances qu'il y en ait un assez proche de chez vous. Cependant, vous devez d'abord comprendre comment fonctionne la méditation et quels avantages elle offre.

Ce livre vous aidera à démarrer avec la méditation et vous fera découvrir un monde que beaucoup trop de gens ignorent, malgré le fait qu'il peut être extrêmement bénéfique. Si vous êtes sceptique, passer quelques minutes à apprendre cette procédure est sans risque. Nous sommes convaincus que vous reconsidérerez.

Apprenez à méditer seul ou en groupe. Dans les deux cas, de nombreuses options s'offrent à vous. Vous pourriez également améliorer votre santé et votre bien-être. Cela ne vous prendra que quelques minutes !

Comprendre ce qu'est la méditation et pourquoi vous devez l'utiliser est nécessaire avant de pouvoir commencer à la pratiquer. Le principal instrument que vous utiliserez pour définir ce processus est votre cerveau. Cependant, lorsque le cerveau est dans un état "normal" dans la vie de tous les jours, ce qui est en fait très anormal, vous ne vous en rendez peut-être pas compte.

Nous devons d'abord reconnaître les différentes étapes auxquelles le cerveau fonctionne afin que vous puissiez voir l'état mental dans lequel vous travaillez le plus fréquemment afin de vous aider à comprendre comment fonctionne la méditation.

PHASES DE L'ESPRIT

Dans le cerveau, il existe trois étapes distinctes qui décrivent son fonctionnement à un moment donné. En matière de méditation, la seule façon d'atteindre réellement la paix que vous souhaitez est de passer par ces trois étapes.

Première phase : l'esprit normal

Votre esprit se déplace dans une variété de directions lorsque vous êtes dans un état d'esprit « normal ». Il fonctionne comme d'habitude, en commençant par une idée et en passant à la suivante. En fait, c'est une activité cérébrale qui n'est pas normale : s'il veut bien résoudre les problèmes, il doit se concentrer sur moins d'idées.

Le cerveau est stimulé par des stimuli du monde entier. Le cerveau passe de sa pensée précédente à sa nouvelle pensée lorsque vous êtes stimulé par quelque chose de nouveau.

Au cours de ce type de fonctionnement cérébral, vous pouvez croire que vous contrôlez totalement votre état d'esprit ; Cependant, ce n'est pas le cas.

Dans une situation comme celle-ci, vous avez très peu de contrôle sur la façon dont vous agissez et pensez. Vos pensées changent rapidement, mais votre corps aussi. Le processus est également suivi par vos sentiments.

Ce type d'activité cérébrale peut être observé, par exemple, lorsque vous observez un enfant jouer. Lorsque vous voyez cet enfant au volant, votre attention se porte sur l'enfant plutôt que sur le véhicule : il joue et fait du vélo, et il est adorable.

Après cela, vos pensées se tournent vers vos premières années. Vous vous sentez bien et souriez quand vous pensez à des moments heureux.

Naturellement, vous ne jouez pas toujours avec une telle innocence. Les images négatives peuvent également déclencher ces mêmes processus émotionnels et mentaux.

Pensez à ce que ferait cet adolescent s'il était adolescent. Vous pourriez envisager de vous interroger sur les activités actuelles de vos enfants, dont vous n'avez aucune idée. De plus, des pensées de terreur et de peur suivent vos émotions.

Lorsque vous êtes dans une mauvaise situation, vos pensées sont plus susceptibles de vous empêcher de conduire votre voiture et de vous distraire. Il est possible que vous ayez un accident à cause du feu rouge devant vous, ce que vous ne remarquerez pas car vous êtes perdu dans vos pensées.

Comme vous pouvez le voir, votre bien-être physique et émotionnel est en jeu dans votre état mental typique. Les résultats de ces événements sont affectés de différentes manières par chaque composant.

Puisqu'il s'agit de notre état d'esprit "normal", le stress s'accumulera avec le temps au cours de ce processus. Vous finirez par constater que vous êtes incapable de vous concentrer sur quoi que ce soit et que vous avez du mal à organiser tout ce que vous devez faire dans votre vie de tous les jours.

En fin de compte, l'une des pires choses que vous puissiez faire pour vous-même est d'adopter votre façon de penser "normale".

Phase Deux : Concentration

Vous entrez dans le premier état qui vous conduira à la méditation lorsque vous entrez dans la concentration. Cependant, il ne faut pas confondre méditation et concentration. C'est complètement différent.

Vous pouvez commencer à exercer un contrôle mental dans la deuxième étape. Il y a de fortes chances que vous constatiez une amélioration significative de votre qualité de vie si vous apprenez à maintenir cet état d'esprit par vous-même.

Votre objectif peut sembler simple pendant la phase de concentration, mais il est en fait assez difficile à maîtriser à tous les niveaux. Vous devez vous concentrer sur une seule chose ou un seul objet.

Vous devez garder votre esprit sur cette seule chose et ne rien laisser d'autre vous gêner. Gardez votre attention dessus et ne laissez pas votre esprit vagabonder. C'est, comme vous le verrez, quelque chose d'extrêmement difficile.

Malgré le fait que se concentrer sur un élément est un processus relativement simple lors de la phase de concentration, la difficulté réside dans la capacité de l'esprit à vous contraindre à revenir à votre état « normal ». Cela détournera probablement votre attention de l'objet de votre concentration et vous concentrera sur autre chose à la place.

Par exemple, si vous décidez de vous concentrer sur un devoir scolaire, vous pourriez vous asseoir et travailler.

Vous laisserez votre esprit se concentrer sur la tâche à accomplir. Sur ce morceau de papier, vous penserez à vous-même et vous pourrez vraiment voir ce que c'est.

Après cela, vous réfléchirez à ce que votre instructeur a dit à propos du devoir. Cela vous fera penser à quelque chose que votre collègue a dit pendant que le professeur parlait. Vous proposerez une idée entièrement nouvelle en quelques minutes qui n'a aucun rapport avec l'originale.

Le résultat final est que vous êtes si facilement distrait que vous revenez à la phase de réflexion "normale" sans vous être beaucoup concentré. Rien de tout cela ne vous aidera.

Cependant, l'objectif pendant la phase de concentration est de comprendre ce qui s'est passé. Vous pouvez vous recentrer une fois que vous réalisez que vous avez été distrait et que votre esprit vous a amené à prendre vos propres décisions.

Une nouvelle façon de penser viendra à vous lorsque vous maîtriserez l'art de rester concentré et présent. Vous pourrez vous détendre davantage et avoir une meilleure vision de la vie. C'est une sensation incroyable !

Phase Trois : Méditation finale

La troisième étape de la méditation proprement dite vous emmène dans un domaine complètement différent. Vous pouvez maintenant vous concentrer entièrement sur la chose ou l'idée qui doit être faite sans vous laisser distraire de quelque façon que ce soit. Au cours de cette phase, vous ne rencontrerez aucune astuce ou distraction mentale.

Vous devriez vous y efforcer car cela peut vraiment vous fournir une nouvelle perspective. Vous serez en mesure de vous concentrer pleinement, ce qui vous permettra de comprendre et de vous éduquer plus efficacement. Vous prendrez de meilleures décisions avec plus de concentration.

Votre esprit ne s'est que très peu concentré sur les objets choisis pendant la phase de concentration. L'interruption a perturbé le flux ininterrompu de pensées focalisées. Pour cette raison, vous deviez comprendre ce qui n'allait pas avant de pouvoir revenir en arrière et modifier votre configuration.

Cependant, ce n'est plus le cas dans la méditation. Maintenant, vous garderez vos pensées en mouvement dans un flux régulier. Vous ne pourrez pas sortir de votre tête ou la casser parce que rien ne le peut. En raison du pouvoir de concentration qu'il vous donne, c'est l'expérience de méditation la plus extrême.

Imaginez ce qui suit comme une illustration des effets positifs de la méditation : que tout et n'importe quoi lié à un seul sujet viendra à vous d'une manière ou d'une autre si vous y réfléchissez à plusieurs reprises. Disons, par exemple, que vous avez décidé de vous concentrer sur l'amour.

Pendant une période de méditation, lorsque vous pensez à l'amour, vous vous concentrez sur ce seul mot, ce qui vous mènera à d'autres significations du mot amour. Aimez quelque chose, aimez quelqu'un, aimez sous différentes formes, etc. Vous finirez par avoir une connexion à l'amour dans toute sa signification. Cela vous affectera émotionnellement et physiquement.

Vous aurez atteint un nouveau niveau d'illumination lorsque vous maîtriserez ce type de méditation. Vous aurez atteint plus qu'une simple concentration.

Vous serez entré dans la contemplation, la dernière étape de la méditation. Votre esprit et votre corps peuvent entrer dans un niveau de conscience supérieur au cours de cette partie de l'étape finale de la méditation.

Bien que la réalisation de ces différentes étapes et l'atteinte de ce niveau de compréhension prennent du temps, le résultat final en vaudra la peine !

CONTEMPLATION

La dernière étape de la méditation est la contemplation. Presque tout est réalisable dans cet état d'esprit. Cependant, peu de gens sont capables de comprendre la contemplation sans l'avoir expérimentée.

Vous entrez dans un tout nouveau domaine de pensée et d'esprit lorsque vous contemplez. Vous êtes maintenant connecté à l'univers entier, pas seulement à vous-même et à vos problèmes. Votre esprit et votre corps se détendent ici. Vous êtes maintenant dans un état de conscience qui vous permet de communiquer avec l'univers.

Vous vous rendez compte que vous faites partie d'une stratégie beaucoup plus vaste. Vous êtes conscient que vous n'êtes qu'un élément d'un ensemble beaucoup plus vaste. Cependant, la capacité de s'unir à tout cela est la clé de la contemplation.

L'état de Réalisation de la conscience cosmique est atteint à ce plus haut niveau de méditation. Vous entrez dans un état extrêmement éclairé et entièrement « connecté ».

Ceux qui pratiquent la méditation sont conscients que vous devriez vivre cet état, la forme la plus élevée de méditation.

Le processus de méditation est très compliqué, mais pour en tirer le meilleur parti, il faut bien comprendre chaque étape.

Découvrez comment fonctionne votre esprit en ce moment. Est-ce inconfortable ? Envisagez-vous de lire ce livre, mais avez-vous été attiré par les publicités télévisées ? Les enfants qui crient vous appellent ? Il vous est presque impossible de vous concentrer et de réaliser une véritable méditation lorsque vous êtes confronté à une distraction, car votre esprit est constamment tiré dans des directions différentes.

Néanmoins, vous pouvez apprendre cela. Si vous ne consacrez que quelques minutes chaque jour à méditer sur votre chemin vers l'illumination complète, vous constaterez que votre état mental a complètement changé.

N'ayez pas peur du processus de méditation, même si vous débutez. Ne vous inquiétez pas trop car c'est clair et simple à comprendre.

BIENFAITS DE LA MÉDITATION

Vous devriez penser à pratiquer la méditation, et les raisons suivantes ne sont que quelques-unes des nombreuses raisons pour lesquelles vous devriez le faire.

L'illumination par la phase de contemplation est le bienfait le plus grand et le plus profond de la méditation. Lorsque vous y parvenez, vous pouvez vous transformer en une personne complètement nouvelle qui peut vivre une vie pleine et heureuse remplie d'expériences qui vont au-delà de ce qu'une personne peut gérer avec une activité cérébrale "normale".

Vous pouvez améliorer votre compassion. Comment devenir une bonne personne vous sera enseigné. Vous pouvez mieux comprendre, être plus intéressant et en apprendre davantage. En sachant ce qui existe et comment les choses s'intègrent dans cet univers, vous deviendrez également quelqu'un qui pourra pleinement profiter de la vie.

Vous pourrez transformer votre vie et expérimenter la vraie Grâce lorsque vous serez capable d'atteindre pleinement cet état d'être et de conscience.

Avantages dont vous ferez l'expérience

La méditation a des avantages supplémentaires qui peuvent être acquis. Les nombreux avantages de cette expérience sont énumérés ci-dessous.

La concentration par la méditation améliore votre capacité à accomplir vos tâches plus rapidement et plus efficacement.

Vous pouvez réduire votre niveau de stress grâce à la méditation. Vous serez en mesure de résoudre efficacement les problèmes et de prendre de meilleures décisions si vous réduisez votre stress.

En utilisant des mots plus définis et clairs , vous pouvez communiquer plus efficacement grâce à la méditation.

Vous pouvez améliorer votre santé en pratiquant la méditation. Il réduit le risque de cancer et d'hypertension et améliore l'activité cardiaque. Vous pouvez guérir de n'importe laquelle de ces conditions plus rapidement et plus efficacement si vous réduisez le niveau de stress de votre corps.

Vous pouvez être un meilleur ami et membre de la famille grâce à la méditation. Vous pouvez tous atteindre l'illumination et vivre dans un état d'être supérieur en vous consacrant à ceux qui vous entourent.

De plus, la méditation aide à la santé mentale. Vous pouvez atteindre un grand équilibre pour vous-même en permettant à l' esprit d'entrer dans cet état d'illumination. Cela vous permettra de penser plus clairement. Vous pouvez garder votre esprit vif et alerte en méditant.

Au lieu de continuer à exister en tant que personne captive du monde qui l'entoure, cela vous permet de devenir le vrai vous, la personne que vous voulez être. Vous pouvez en apprendre beaucoup sur vous-même et sur le monde qui vous entoure en pratiquant la méditation !

La méditation offre des avantages supplémentaires. Cette expérience sera unique pour chaque personne. Vous devez apprendre à méditer si vous voulez voir ce qu'il a à offrir. La méditation n'a pas d'effets secondaires négatifs ; en fait, il n'a que des effets positifs.

FORMES DE MÉDITATION

L'étude de la méditation vous apprendra qu'il en existe de nombreuses sortes. Certaines sont des techniques très anciennes utilisées par différentes cultures depuis des milliers d'années. D'autres sont nettement plus à jour et, par conséquent, jouissent souvent d'une plus grande popularité. Vous devriez investir dans l'apprentissage des diverses caractéristiques des diverses formes de méditation.

Il est essentiel de se renseigner sur les différentes formes de méditation qui s'offrent à vous afin de sélectionner la forme de méditation qui vous convient le mieux.

En fait, il existe deux principaux types de méditation que l'on retrouve dans toutes ces approches.

Trouver le succès peut être grandement facilité par un examen approfondi de ces deux approches de méditation. Afin de déterminer le meilleur chemin pour votre croissance, vous devrez peut-être essayer les deux types.

Méditation Concentrative

La méditation concentrée est le premier type de méditation. Le souffle, une image ou un son sont les principaux points d'attention dans ce type de méditation. Un mantra, ou un son, est fréquemment utilisé. Vous pourrez abandonner vos pensées et avoir plus de conscience et de clarté si vous utilisez ces outils.

Vous utiliserez l'une de ces choses qui vous aidera à vous concentrer lorsque vous pratiquerez la méditation. Vous pouvez effectivement atteindre l'illumination en vous concentrant dessus, comme vous le feriez avec un objectif d'appareil photo.

Respiration

Se concentrer sur la respiration est une méthode courante de méditation concentrative. Parce que vous pouvez l'exécuter à tout moment et que vous n'avez besoin de rien d'autre, c'est probablement la méthode la plus simple à utiliser.

Parce qu'elle affecte le bien-être et la vie quotidienne, la respiration est efficace. Le yoga et de nombreux autres domaines physiques et psychologiques croient que la respiration est nécessaire pour maintenir un état mental sain. Pour bien méditer, on pense que la respiration doit être contrôlée.

Même si vous méditez, vous pouvez le voir clairement dans la vie de tous les jours. La respiration doit être lente et profonde lorsque vous êtes à l'aise et détendu. Mais votre respiration s'accélère lorsque vous êtes inquiet, stressé ou anxieux. La même chose se produit si vous êtes distrait.

Vous pouvez concentrer efficacement votre esprit et en prendre le contrôle en contrôlant votre respiration.

Mais comment le contrôle de la respiration aide-t-il la méditation ? Vous êtes-vous déjà senti anxieux et dépassé ? Avez-vous déjà été dans une situation qui vous a fait peur ou même redouté? Si tel est le cas, vous vous êtes peut-être dit de vous calmer et de respirer profondément. Cela démontre que vous contrôlez votre respiration, comme vous pouvez le constater.

En choisissant parmi une variété de méthodes de concentration, vous pouvez utiliser votre respiration comme outil de méditation. Vous devez contrôler votre respiration pour y parvenir. Vous devrez faire attention au rythme de votre respiration. La transition entre la respiration et l'expiration est le rythme.

Asseyez-vous et fermez les yeux quand vous le faites. Concentrez-vous sur votre respiration et sur la circulation de l'air dans votre corps. Vous devrez vous concentrer uniquement sur votre respiration.

Votre méditation sur la respiration deviendra bientôt un outil de relaxation mentale. Vous remarquerez que votre respiration devient plus régulière, plus profonde et donc plus lente.

Vos pensées changeront également lorsque cela se produira. Détendez-vous, soyez silencieux et gardez votre sang-froid. Vous ferez l'expérience de la tranquillité et de la paix.

La méditation concentrée utilise une variété de techniques, mais la respiration n'en est qu'une. Il existe de nombreux formulaires supplémentaires, dont certains seront abordés plus tard dans ce livre.

Cependant, gardez à l'esprit qu'en plus de la méditation concentrative, il existe un autre type de méditation.

Méditation consciente

La méditation de concentration n'est pas la même chose que la méditation de pleine conscience. Vous pouvez voir les différences si nous utilisons l'objectif comme illustration. La méditation concentrée consiste à se concentrer sur une seule chose, comme votre respiration ou l'environnement dans lequel vous êtes assis.

Il existe cependant une méditation de pleine conscience. Vous ne vous concentrez pas sur l'objectif ici; vous l'élargissez plutôt pour inclure de plus en plus de données.

Vous vous demandez peut-être comment le fait d'inclure plus de ce qui se passe en même temps peut vous aider à vous concentrer et à rassembler vos pensées. Cependant, le fait est que vous êtes capable de le faire ; la seule chose qui vous sépare de la concurrence est votre approche.

Vous deviendrez très conscient de tout ce qui vous entoure en utilisant vos compétences, y compris vos sentiments, les choses que vous voyez, les choses que vous entendez, les odeurs et les sons, et même les choses que vous voudrez peut-être garder hors de votre esprit.

Cependant, quelque chose d'extraordinaire se produira à ce stade. Vous serez conscient de ces choses, mais vous ne ferez rien à leur sujet. Vous ne ferez que penser à ce qui se passe dans votre tête. Vous n'êtes pas obligé de trop vous impliquer dans ces aspects. Lorsque vous vous concentrez, votre esprit ne permet pas que des images, des pensées ou des souvenirs y soient filtrés.

parce qu'en réalité vous ne serez pas influencé par les pensées et les images qui vous viennent à l'esprit ; Au contraire, vous vous détendrez et vous vous sentirez presque détaché. Parce qu'il aura pris en compte de nombreux événements autour de vous, votre esprit sera plus clair. Vous ne vous concentrerez sur rien de particulier. Vous ne participerez pas aux événements, mais vous serez au courant de tout.

Malgré le fait que ce type de méditation soit moins connu et moins populaire auprès des débutants en raison de sa difficulté, il reste une bonne option car il vous procure une nouvelle sensation de plénitude et de bien-être. Vous pouvez complètement vider votre esprit en vous concentrant sur tout plutôt que sur une seule chose à la fois.

L'une de ces deux catégories englobe toutes les formes de méditation. En pratique, vous pratiquerez soit la méditation consciente, soit la méditation concentrative, dans laquelle vous vous concentrez sur une seule chose pour entrer dans un état méditatif.

Les deux types de méditation ont leurs avantages, et il y a des moments où l'un fonctionne mieux que l'autre. En apprenant les deux, vous deviendrez beaucoup plus habile à la méditation car vous pourrez sélectionner la forme qui convient le mieux à votre activité et à vos besoins actuels.

QUE SE PASSE-T-IL PENDANT LA MÉDITATION ?

La méditation n'est pas revendiquée comme étant efficace par la médecine moderne. En médecine traditionnelle, vous ne trouverez pas de médecin qui recommandera uniquement la méditation comme traitement de votre état. D'autre part, le médecin discutera brièvement de la méditation avec vous.

Par exemple, à quelle fréquence votre médecin vous a-t-il informé que le stress contribuait à votre maladie ? Ou peut-être vous a-t-il conseillé de vous détendre davantage afin d'apaiser vos tensions, vos douleurs et vos maux de tête ? Dans ces cas, le médecin vous dit de mettre vos soucis de côté et de vous concentrer plutôt sur la détente. C'est exactement ce que vous pouvez retirer de la méditation.

Cependant, les mécanismes par lesquels la méditation fonctionne sont entièrement différents. Beaucoup de gens négligent l'importance de comprendre pourquoi la méditation fonctionne et peu comprennent réellement comment cela fonctionne. Vous allez maintenant comprendre les deux aspects.

Il existe des preuves d'études qui ont été faites que la méditation peut provoquer une réaction dans le corps. Il a été démontré qu'il induisait un état de relaxation bénéfique. Votre corps réagit physiquement de plusieurs façons.

1. La respiration devient plus facile, plus naturelle et plus profonde.
2. Le cœur bat plus lentement lorsque la fréquence cardiaque ralentit.
3. Il peut aider à réduire la production corporelle de cortisol plasmatique, l'hormone du stress.
4. Cela peut ralentir le rythme cardiaque.
5. Il peut augmenter la stimulation des ondes cérébrales induisant la relaxation. L'EEG, ou électroencéphalographie alpha, est le terme pour ce processus, et il a un lien direct avec la capacité du corps à se détendre.
6. La diminution du taux métabolique du corps, ou la vitesse à laquelle il absorbe du carburant et le brûle pour produire de l'énergie, est probablement l'effet physique le plus surprenant. Ceux dont les taux métaboliques sont par ailleurs normaux semblent avoir vu une diminution de 20 % de ce taux.

Cependant, la méditation apporte plus que de simples changements physiques. Votre corps entre dans un état de repos profond qui ne ressemble à aucun autre état de conscience.

Votre esprit et votre cerveau sont extrêmement alertes et en harmonie pendant cette période. Des études médicales l'ont également démontré. Pendant que l'activité cérébrale était surveillée, les patients devaient méditer.

Le cerveau était dans un état connu sous le nom de «vigilance reposante» pendant ces tests, c'est-à-dire lorsqu'il est pleinement et extrêmement alerte mais aussi calme et concentré. Il y avait des signes que le cerveau était dans cet état.

Il a également été démontré que la méditation modifie la façon dont votre corps réagit à divers stimuli. La majorité des gens, par exemple, se déplacent plus rapidement en réponse aux stimuli. Ils pourraient aussi être plus imaginatifs. Après avoir médité, certaines personnes sont également capables de comprendre les choses à un niveau supérieur.

Comme indiqué précédemment, le taux métabolique du corps ralentit également, ce qui vous oblige à consommer moins de nourriture que vous ne le devriez. Au cours d'une technique de méditation particulière connue sous le nom de Méditation Transcendantale, ou MT en abrégé, les taux métaboliques des patients étaient surveillés et étaient inférieurs à ceux de la phase de sommeil profond.

Votre respiration ralentira en moyenne de deux respirations par minute et votre fréquence cardiaque ralentira de plusieurs battements par minute.

L'effet que la méditation transcendantale semble avoir sur la tension artérielle des patients est un autre effet. Rien ne change dans les valeurs de ceux qui ont une pression artérielle normale, qui sont considérés comme en bonne santé. Cependant, la pression artérielle a chuté chez ceux qui ont commencé avec des lectures supérieures à la moyenne. Chez ces patients, ce dernier a diminué à un niveau significativement inférieur.

La relaxation du corps et des muscles est un autre domaine qui a été testé lors de ce type de méditation. Cela peut être difficile à mesurer, mais dans certains tests, les médecins utilisent les réponses musculaires pour mesurer l'effet de courants électriques très faibles.

Il était simple de déterminer les effets de la méditation une fois le test terminé. La relaxation musculaire était significativement plus grande chez ceux qui méditaient que chez ceux qui ne le faisaient pas.

Réaction physique

Comme vous pouvez le voir, la méditation provoque un véritable changement dans le corps, à la fois physiquement et mentalement. Cependant, les médecins et autres veulent souvent savoir pourquoi la méditation a cet effet sur l'esprit et le corps. Nous proposons une explication différente à cela.

Le système nerveux de l'individu connaît l'une des améliorations les plus significatives pendant la méditation. Une branche différente de ce système est activée, ce qui n'est pas quelque chose qui se produit généralement. La branche parasympathique a tendance à vous aider, vous et votre corps, à vous détendre et à vous calmer.

La quantité de lactate dans le sang avant et après la méditation est un autre exemple de ce qui arrive au corps. Le lactate est une substance naturelle dont le corps a besoin. Il est fabriqué par le métabolisme et ce sont les muscles qui entourent votre squelette qui le fabriquent.

Le niveau de lactate diminue considérablement lorsque vous méditez ; Comme indiqué précédemment, cela ralentit considérablement le taux métabolique. En fait, la méditation fait chuter les niveaux de lactate du corps environ quatre fois plus vite que si vous étiez allongé sur le dos sans méditer.

De plus, comme votre corps produit moins de lactate, votre sang circulera plus rapidement et plus efficacement dans tout votre corps pendant et après la méditation. Parce que le sang se déplace plus rapidement - jusqu'à 30% à certains endroits ! - Cela indique que l'oxygène atteindra les muscles plus rapidement.

Les muscles éliminent presque complètement la production de lactate lorsqu'ils reçoivent plus d'oxygène. En conséquence, la méditation aide à réduire le taux métabolique et à augmenter le flux sanguin.

Dormez-vous?

En fait, bon nombre des changements physiques qui se produisent pendant la méditation sont analogues à ceux qui se produisent pendant le sommeil. Votre rythme cardiaque et votre respiration ralentissent . Votre esprit et votre corps tombent dans un état de relaxation profonde et reposante.

Mais alors, cela implique-t-il que lorsque vous méditez, vous dormez ?

Beaucoup de gens se demandent comment le corps peut être à la fois alerte et détendu.

Le corps entre dans un état de repos similaire au sommeil profond et/ou à l'hypnose lorsque vous méditez. En effet, la méditation fait réagir le corps de toutes les manières énumérées, ce qui entraîne un état de relaxation.

Votre capacité à demander à votre corps et à votre esprit de se détendre est au cœur de tout. Vous avez appris à accéder à la réponse de relaxation du corps lorsque vous vous engagez pleinement dans la méditation, ce qui vous permet de contrôler quand et dans quelle mesure vous pouvez vous détendre.

De plus, de nombreux professionnels de la santé et chercheurs pensent que les personnes qui méditent peuvent également laisser leur corps décider comment se soigner.

Il existe de nombreuses théories différentes sur le fonctionnement de la méditation et sur les changements physiques et mentaux réels dans le corps lorsque vous méditez. Par conséquent, il est essentiel de comprendre que des changements physiques et mentaux ont lieu. Ce changement se traduit par la sérénité et l'illumination, deux états mentaux que chaque personne devrait rechercher.

PREPARER L'ESPRIT ET LE CORPS

Vous pouvez clairement voir les avantages de la méditation maintenant que vous avez une meilleure compréhension de ses origines. Le moment est venu pour vous d'apprendre à méditer. Nous aborderons un certain nombre de techniques de méditation essentielles dans les chapitres suivants.

Vous pouvez apprendre certaines techniques de ce livre; Afin d'apprendre des autres, vous aurez besoin d'un instructeur qualifié. Nous vous recommandons de commencer par certaines des formes les plus simples répertoriées ici et de progresser vers les plus complexes.

Même avec des exercices de méditation difficiles, vous constaterez que les techniques fondamentales vous aideront à mieux réussir.

Un mot d'avertissement

Vous devez être conscient que commencer une pratique de méditation peut faire remonter des émotions, des pensées et même des événements passés traumatisants. Pour que la méditation fonctionne pour vous, vous devez collaborer avec un instructeur expérimenté pour résoudre ces problèmes. Ne jamais abandonner!

Si vous êtes paranoïaque, avez des problèmes d'illusions ou souffrez d'anxiété au point de ne plus pouvoir fonctionner normalement, la méditation pourrait ne pas vous convenir. Ces personnes découvrent fréquemment que la méditation peut être bénéfique, mais uniquement sous la supervision de leurs médecins. Avant de commencer à méditer par eux-mêmes, les personnes qui connaissent tout type d'épisode psychotique doivent d'abord collaborer avec le spécialiste de la méditation.

Si vous êtes intéressé par la méditation mais que vous vous inquiétez de ce qui pourrait arriver pendant que vous le faites, vous devriez trouver un expert en méditation chevronné pour vous aider à démarrer.

UN PEU D'HISTOIRE DE LA MÉDITATION

La méditation est une forme d'art ancienne qui a ses racines dans un large éventail de cultures. Cependant, chaque forme a sa propre histoire d'origine unique qui la distingue des autres.

Une chose que vous remarquerez à propos de la méditation est qu'elle s'adapte à la culture considérée à un moment donné. En conséquence, vous trouverez des noms différents pour certaines des techniques et des styles auxquels vous pensez. La méditation peut également être utilisée pour un large éventail de fins mystiques ou religieuses.

Les diverses formes de méditation pratiquées dans diverses cultures partagent une chose : elles finissent toutes par accomplir la même chose.

La méditation, par exemple, est le processus de pensée basé sur la concentration sur un seul sujet dans l'ancienne formation chrétienne de l'esprit. En revanche, la méditation n'a aucune signification en Orient. C'est exactement le contraire qui est vrai.

L'objectif de ce type de méditation est de vous séparer de vos pensées et de faire l'expérience du silence. Vos pensées s'immobilisent en ce moment. Ce processus est connu sous le nom de réponse de relaxation mise en œuvre par le corps dans les arts de la méditation orientale. Au lieu de cela, on parle de contemplation dans les pratiques mystiques chrétiennes, dont nous avons déjà discuté.

OUTILS POUR LA MÉDITATION

Trouver quelque chose à utiliser comme objectif ou comme outil pour entrer dans une expérience de méditation est essentiel lorsque nous travaillons avec la méditation. Vous pouvez utiliser de nombreux outils différents. Les activités qui vous permettent de vous détendre, de rester assis et de vous concentrer passivement sur une seule chose sont les plus bénéfiques.

Voici quelques exemples :

Asseyez-vous et détendez-vous sur le canapé tout en écoutant de la musique apaisante. ou allongez-vous, ce qui permet à tous les muscles de se détendre et est généralement plus bénéfique que la position assise.

L'un des meilleurs outils de méditation reste la prière, sans doute l'outil le plus ancien et le plus profond. La prière vous aide à vous concentrer et vous permet de vous concentrer. Vous ne vacillez pas et êtes ferme. La position de méditation la plus courante est celle-ci.

Le feu peut aussi être un excellent outil de méditation. L'une des expériences les plus bénéfiques du processus consiste à passer du temps seul près du feu.

Se concentrer uniquement sur une chose peut également être bénéfique. Cela peut fréquemment se produire dans n'importe quelle pièce tant qu'elle est calme et propice à la détente. Cela peut être fait avec n'importe quelle personne, scène ou même l'atmosphère actuelle de la pièce.

Trouver quelque chose sur quoi méditer qui vous permet de vous concentrer clairement et silencieusement est le but de la méditation. Tout ce que vous en retirerez peut vous être utile.

Sois prêt!

Vous pouvez vous équiper des outils dont vous avez besoin pour commencer la méditation maintenant que vous avez une compréhension de base de ce que cela signifie. Mais vous devez vous poser quelques questions supplémentaires avant de le faire.

Êtes-vous vraiment ouvert aux bienfaits potentiels de la méditation et capable d'en faire pleinement l'expérience ?

Est-il possible que quelqu'un vous surveille pendant les premières séances ou travaille avec vous pour s'assurer que vous n'avez aucun problème ?

Y a-t-il une personne dans votre vie qui aimerait apprendre à méditer avec vous ? Vous pourriez avoir une meilleure idée du processus à la suite de cela.

À ce stade, vous êtes prêt à vous immerger dans la méditation. Tout d'abord, préparez votre esprit aux avantages qu'il peut vous offrir. Les sceptiques, à ce stade, feraient mieux de s'arrêter.

ÉLÉMENTS REQUIS

Vous êtes conscient à ce stade que vous voulez méditer. Vous pensez que vous pouvez vous détendre et vous engager pleinement dans le processus de méditation maintenant que vous avez quelques informations de base. En fait, ce n'est pas tout à fait simple. D'autre part, la procédure peut être décomposée en plusieurs étapes afin que chacun puisse l'appréhender pleinement.

Avant de commencer à pratiquer la méditation, il y a quelques considérations essentielles à faire. Vous serez dans une meilleure position pour méditer et vraiment atteindre le plus haut niveau de conscience si et quand vous serez en mesure d'accomplir ces tâches.

Il y a quatre considérations essentielles. La bonne attitude est la première étape. Vous avez besoin de ce qu'on appelle une attitude passive pour y parvenir. Parce qu'elle enlève certains des aspects mineurs et souvent négatifs de la méditation, cette attitude permet d'avoir la bonne expérience.

Cependant, l'attitude seule ne suffit pas. L'emplacement correct est l'exigence suivante. L'endroit calme et paisible qui vous convient le mieux pour la méditation est Créer toutes les conditions nécessaires pour entrer dans le contexte approprié.

Ensuite, vous devez vous asseoir droit. Afin d'atteindre le niveau de confort et de relaxation requis par la méditation, votre corps doit être en bonne condition. La méditation devient plus facile à faire lorsque vous entrez dans cette étape.

Enfin, vous avez besoin de quelque chose à penser. Ce doit être quelque chose qui vous permet de rester immobile et calme tout en méditant sur cet objet, comme indiqué précédemment.

Nous allons maintenant approfondir chacun de ces aspects. Chacun joue un rôle crucial dans le processus de méditation.

Place

Nous devons d'abord vous aider à choisir l'espace de méditation approprié. Vous aurez besoin de paix et de tranquillité, comme vous pouvez probablement l'imaginer. Être dans le bon cadre fera toute la différence si vous voulez méditer.

Les meilleurs endroits où être sont ceux où vous pouvez non seulement détendre votre esprit mais aussi les muscles de votre corps. En règle générale, il est préférable de s'asseoir ou de s'allonger pour éviter les distractions. Être capable d'éliminer les choses de votre esprit nécessite tout cela. Les distractions doivent être réduites au minimum pour ceux qui commencent tout juste leur pratique de la méditation. Vous pourrez méditer même dans des lieux publics où vous ne pouvez pas contrôler le niveau de distraction et de bruit une fois que vous avez perfectionné vos compétences et que vous êtes devenu plus compétent. Cependant, d'abord, trouvez la paix!

Position

Être dans la bonne position pour méditer est tout aussi important que de choisir le bon emplacement. Pour y parvenir, la meilleure posture pour méditer est celle que nous recherchons ici.

Votre posture a un impact significatif sur le type d'expérience que vous vivrez. De nombreuses formes de médecine alternative et la recherche d'un bien-être psycho-physique en témoignent. Par exemple, dans le yoga, une variété de postures sont exécutées pour obtenir les effets souhaités.

Il y a aussi certaines positions ici qui sont propices à la méditation si vous êtes engagé dans le Kum Ney, qui est un type de prière islamique. La posture du corps est cruciale pour l'expérience de l'individu lors de la prière qui le dirige dans les cérémonies religieuses bouddhistes.

Garder la colonne vertébrale droite est l'un des aspects les plus importants d'une bonne posture. Bien qu'il n'y ait aucune preuve médicale à l'appui de cela, on pense qu'une colonne vertébrale droite aide la personne à bénéficier de son état mental.

Cependant, si vous êtes mal à l'aise et avez un problème de colonne vertébrale, n'insistez pas. Lorsqu'ils ressentent ce type de tension dorsale pour la première fois, la plupart des gens ressentent un certain inconfort. Habituellement, une fois que vous vous y serez habitué, cet inconfort disparaîtra. Cependant, vous ne devriez pas vous forcer à faire quelque chose si cela vous fait mal.

S'allonger pour méditer peut être tentant. Même si cette position est efficace, les pratiquants novices de la méditation s'endorment fréquemment. Par conséquent, à moins que vous ne soyez sûr de pouvoir vous empêcher de vous endormir, essayez plutôt de vous asseoir.

Position semi-équilibrée

Une autre option est une posture semi-équilibrée. Vous n'êtes pas allongé ou assis droit dans une position semi-équilibrée. Une chose que vous dites est fausse. Ceux qui ont du mal à s'asseoir adoptent souvent cette position. Il peut être pratiqué plus confortablement sur le canapé. Assurez-vous que votre tête est bien soutenue. Dans tous les cas, ne vous mettez pas dans une position où vous pouvez vous endormir.

Position suspendue

La posture équilibrée est le type de posture le plus répandu et le plus bénéfique. Une posture équilibrée a un dos et une colonne vertébrale droits sans être raide. Il est essentiel que vous compreniez l'importance de cet avantage.

Votre corps est alerte lorsque vous êtes en position suspendue. Être conscient et prêt à prêter attention est votre état mental. Vous gardez votre esprit alerte en maintenant un dos droit.

Posture du lotus

La position du lotus est encore une autre option. En fait, c'est la posture la plus populaire et la plus appréciée dans la méditation orientale. Assis dans cette position, vous devez croiser les jambes et maintenir un dos et une colonne vertébrale droits. Vos pieds sont sur vos cuisses et vos jambes sont croisées.

La position du lotus a l'inconvénient d'être inconfortable pour les personnes peu flexibles. Ne vous découragez pas; après quelques essais, il peut encore être appris et même maîtrisé.

Des postes supplémentaires sont également disponibles. Demandez à votre guide de méditation de vous aider à trouver une posture qui vous convient si vous souhaitez en apprendre une qui vous permet de vous asseoir dans une position particulière

ATTITUDE

Votre attitude est la prochaine composante essentielle de la méditation. La conscience suspendue est l'attitude la plus fréquemment demandée et discutée. Dans ce processus dans son ensemble, l'attitude est probablement l'élément le plus crucial. Parce que c'est de cela qu'il s'agit, cela s'appelle "la conscience suspendue". Vous êtes à l'aise mais toujours attentif de manière à trouver le juste équilibre entre les deux.

Lorsque vous entrez dans cet état de conscience, vous êtes conscient de ce qui se passe autour de vous mais vous n'y prêtez pas attention. Vous êtes détaché de ces choses même si vous en êtes conscient.

Vous devez laisser passer de nouvelles pensées car vous êtes conscient qu'elles sont arrivées et ne nécessitent pas beaucoup d'attention. Vous devrez donner à votre esprit la permission de remarquer les choses qui se passent autour de vous lorsque vous regardez votre objet de méditation.

Cependant, vous devez immédiatement revenir au sujet de votre méditation dès que vos pensées commencent à diverger et que vous commencez à développer un intérêt pour elles, ajoutant à la pensée originale.

Vous serez en mesure de reconnaître quand votre esprit a erré dans une direction différente et de le ramener là où nous le voulons pour la méditation si vous apprenez à garder votre esprit détendu et concentré.

Vous devrez d'abord travailler dur pour rester au stade de la conscience prête. Soyez assuré que vous pourrez éventuellement maintenir votre concentration tout au long de l'expérience de méditation.

Une attitude passive est une attitude dans laquelle votre esprit est conscient des autres pensées qui traversent mais est détendu et ne se concentre pas sur eux. Cela permettra à votre corps et à votre esprit d'entrer plus facilement en méditation car vous pourrez remarquer mais pas réagir aux distractions qui se présentent à vous.

OBJET DE MÉDITATION

Pour entrer en méditation, une autre pièce du puzzle doit être présente. Pour vous aider à diriger et à concentrer votre attention, vous devez avoir un objet de méditation.

Un mantra est le terme utilisé pour l'objet, qui désigne en fait un mot particulier ou même une syllabe.

En tant qu'objet de méditation, vous pouvez parfois vous concentrer sur vos schémas respiratoires, comme dans la méditation bouddhiste. Faites-le correctement si vous choisissez d'entrer en méditation par la respiration. Au lieu d'inhaler de l'air, votre technique de méditation doit impliquer de gonfler et de dégonfler votre abdomen.

De plus, assurez-vous de respirer par votre diaphragme plutôt que par votre estomac. L'utilisation de ce type de respiration sera plus facile si vous vous asseyez bien droit. Lorsque vous êtes en état de méditation, vous remarquerez que le rythme de votre respiration et le mouvement de votre corps vous aideront à vous détendre profondément.

Tant qu'elle induit la relaxation, n'importe laquelle des méthodes discutées jusqu'ici - mantra ou respiration - peut être utilisée comme objet de méditation.

Il y a beaucoup d'autres choses que vous pouvez faire dans la pièce. Si vous décidez de le faire, assurez-vous que l'article que vous choisissez vous aidera à vous détendre. Pour les aider à se détendre, certaines personnes aiment fermer les yeux puis méditer. Cela dépend de vous et de la façon dont vous aimez méditer.

L'utilisation d'un mantra pour votre méthode d'induction à la méditation doit être faite avec précaution. Bien que certains thérapeutes en méditation vous conseillent d'utiliser un ensemble particulier de sons pour votre mantra car cela sensibilisera mieux votre système nerveux, il y a peu d'avantages à cela. En fait, vous pouvez utiliser n'importe quel mot neutre qui vous aide à rester concentré. Cela ne devrait pas être quelque chose qui vous fait facilement penser à autre chose.

Il n'est pas nécessaire que ce soit un mot du tout. Il peut s'agir d'une collection de sons ou d'un son absurde.

Gardez à l'esprit que votre esprit doit atteindre un point où il n'a pas ou très peu de pensées et aucun sens. Le plus haut niveau de pensée et de conscience ne peut être atteint que lorsque cela se produit.

COMBINEZ TOUS LES ÉLÉMENTS

Vous pouvez commencer à créer un modèle pour vous-même une fois que vous avez maîtrisé chacun de ces quatre aspects essentiels du processus de méditation.

La plupart du temps, il faut un peu de pratique et quelques approches différentes avant de découvrir celle qui vous convient le mieux. L'objectif est de garder à l'esprit ce que vous recherchez. Vous voulez être dans un état d'esprit libre d'autres pensées et vous voulez détendre votre corps et votre esprit.

Il s'agit d'un processus individuel, il peut donc être différent pour vous que pour d'autres personnes. Commencez par les méthodes décrites ici et entraînez-vous à les utiliser jusqu'à ce que vous les maîtrisiez pleinement, comme nous le suggérons. Si vous découvrez quelque chose d'autre qui fonctionne mieux pour vous plus tard, vous pouvez les modifier pour correspondre aux avantages.

La méditation est comme un processus d'essais et d'erreurs. Ne présumez pas que la preuve d'un mantra suffira. Il est possible de faire des erreurs si vous ne comprenez pas bien comment faire quelque chose. Par exemple, afin de déterminer si votre respiration vous fait défaut, vous devrez d'abord apprendre à respirer correctement. Nous allons maintenant essayer de méditer.

LA MÉDITATION SOUS UNE FORME SIMPLE

Comme indiqué, la méditation est une forme d'art. Maintenant, pour commencer, vous devez être conscient des différentes caractéristiques que vous pouvez obtenir dans votre art afin de pouvoir apprécier le produit final.

Tout dans la méditation se construit, de la méthode la plus simple à la plus compliquée. Par conséquent, vous devez d'abord faire de petits pas pour atteindre l'illumination. Notre forme initiale de méditation est directe et simple. Si vous le faites correctement, vous pourrez le maîtriser immédiatement après quelques tentatives.

Regardons la procédure. Nous voulons vous présenter la réponse de relaxation dans cette méditation. Même lorsque vous êtes occupé, c'est une forme de méditation que vous devriez pratiquer tous les jours.

La méditation est un bon point de départ. Pour profiter pleinement des bienfaits de la méditation et apprendre à le faire par la pratique, vous devez essayer de le faire tous les jours.

Méditation simple

1. Trouvez un endroit tranquille où vous pouvez être assuré que vous ne serez pas dérangé. Vous pouvez le faire en dix à vingt minutes. Éteignez tous les téléphones et autres appareils qui pourraient vous distraire.
2. Maintenant, asseyez-vous tranquillement et confortablement. Maintenez une colonne vertébrale droite avec votre dos en place. Gardez à l'esprit que votre posture doit être contrôlée.
3. Mettez tout dans ce que vous faites actuellement. Cela signifie que vous ne devriez pas laisser les choses vous gêner. Engagez-vous à ne pas être dérangé par ce qui se passe dans le monde qui vous entoure. Plus important encore, dégagez votre champ de vision et la pièce de tout ce qui pourrait être une distraction. Engagez-vous à méditer.
4. Choisissez un mot qui correspond à vos croyances naturelles. Utilisez, par exemple, « paix », « amour » ou d'autres termes. Choisissez une courte phrase pour résumer vos croyances si vous êtes religieux.

Choisir "Hallelujah" ou "Om" est une bonne idée. Après avoir choisi le bon mot, fermez les yeux. La relaxation vient de la fermeture des yeux.

5. Maintenant, nous allons progressivement relâcher chaque muscle au fur et à mesure que nous nous déplaçons dans le corps. En commençant par vos orteils, Il vous considère délibérément, se concentrant sur la relaxation de vos orteils et essayant de les sentir se détendre. Après cela, il passe aux pieds, puis aux jambes, et ainsi de suite. Chaque muscle de votre corps doit pouvoir se détendre. Incluez le cou, la mâchoire, le bassin, le dos, les bras, les doigts et les mains ainsi que les épaules. Vous sentirez la tension quitter votre corps lorsque cela se produira.
6. Continuez à prendre de longues et profondes respirations. Continuez à répéter votre mantra encore et encore. Répétez après avoir respiré profondément et dit votre mot. La verbalisation du mot est suffisante, mais pas nécessaire.
7. Utilisez l'attitude passive dont nous avons parlé. Détendez-vous et laissez toutes les pensées qui vous viennent à l'esprit pendant que vous êtes assis en disant simplement "d'accord". Il est normal que la plupart des gens rencontrent des difficultés au début,

alors ne vous inquiétez pas. Essayez du mieux que vous pouvez de laisser aller ces pensées. Continuez à réciter votre phrase de méditation.

8. Maintenez cette pratique pendant au moins dix minutes, avec un objectif de vingt. Ouvrez les yeux un instant pour vérifier l'heure sans utiliser de minuterie.
9. Après avoir terminé votre méditation, asseyez-vous et détendez-vous pendant quelques minutes. Avant d'ouvrir les yeux, gardez-les fermés pendant quelques minutes. Ne vous levez pas encore. Donnez-vous du temps pour retourner dans le monde réel.

Vous devriez essayer de faire cette méditation simple au moins une fois par jour, mais si vous la faites plus de deux fois par jour, cela pourrait en fait vous aider à gérer le stress de la journée. Cette méditation simple fonctionne bien pour beaucoup de gens s'ils la pratiquent au début de la journée, avant de prendre le petit-déjeuner et lorsqu'ils sont bien reposés.

Vous commencerez à ressentir les bienfaits de la méditation et ce qu'elle peut offrir après avoir pratiqué ce type de méditation pendant plusieurs jours voire plus. Vous n'avez peut-être pas suivi chaque étape correctement si vous ne vous sentez pas différent. Vous devez vous concentrer sur la relaxation, pas sur la question de savoir si la méditation peut ou non guérir quoi que ce soit.

MÉTHODES DE MÉDITATION

La méditation simple est l'un des nombreux types de méditation qui peuvent être pratiqués rapidement et facilement. Nous parlerons ici de quelques choix supplémentaires qui pourraient fonctionner pour vous.

Après avoir appris les bases de la méditation, vous pourrez commencer à expérimenter d'autres méthodes parfois plus compliquées.

Méditation en marchant

La marche méditative est un autre type de méditation que vous pouvez facilement intégrer à votre vie quotidienne. Malgré le fait que le processus semble être beaucoup plus simple qu'il ne l'est en réalité, il vaut toujours la peine d'essayer car il peut vous permettre de transcender votre état d'illumination actuel.

Donnez une chance à la marche méditative avant de la considérer comme inappropriée, car elle s'améliore avec la pratique.

Le processus est le suivant :

Commencez par être conscient de votre corps pendant que vous marchez. Vous devez faire attention à ce que vous ressentez et à la façon dont la marche affecte chaque partie de votre corps, pas seulement la marche. Le bas de votre pied doit avoir l'impression de toucher le sol. À chaque pas, vous devriez sentir les muscles de vos jambes et de votre dos se contracter. Prenez note de ces choses.

Concentrez-vous sur chacun de vos pieds individuellement. Commencez avec un seul pied. Notez son impact avec le sol. Sentez comment l'autre pied monte et descend. Continuez à le faire encore et encore jusqu'à ce que cela se transforme presque en un mantra que vous vous dites.

Forcez-vous à vous recentrer sur vos mouvements chaque fois que vos pensées commencent à vagabonder. Vos yeux ne doivent pas être fixés sur quoi que ce soit en particulier, mais plutôt droit devant. Concentrez-vous uniquement sur cette tâche. Vous pouvez faire passer votre méditation au niveau supérieur avec cela.

Quels sont les avantages de la "méditation en marchant" ? Est un jeu d'enfant. À quand remonte la dernière fois où vous avez prêté attention à vos mouvements de marche ?

Vous pensez toujours aux nombreuses choses que vous devez faire, où vous allez et qui vous parle, mais vous ne pensez pas à marcher, ce qui peut vous aider à vous détendre beaucoup si vous vous concentrez dessus.

Vous pouvez mieux profiter du mouvement et de la détente de la marche si vous vous concentrez dessus. Vous pouvez ainsi entrer dans une nouvelle conscience de votre moi physique et du monde qui vous entoure.

La méditation transcendantale

Vous voulez probablement apprendre la méditation transcendantale, ou MT en abrégé, si vous lisez ce livre pour en savoir plus sur la méditation. Ce type de méditation a suscité beaucoup d'intérêt, et pour cause.

Pour commencer, il est simple à apprendre. Deuxièmement, ce type de méditation a en fait beaucoup d'effets positifs.

Lorsque vous apprenez à pratiquer la MT, vous verrez immédiatement les résultats et les avantages. Si vous avez fait d'autres types de méditation avant celle-ci, vous pourrez peut-être le faire en une semaine environ avec un peu de pratique.

Vous collaborerez étroitement avec un instructeur pendant la méditation transcendantale. Non seulement cet instructeur vous aidera à démarrer avec ce type de méditation, mais il vous donnera également un mantra spécial à utiliser tout au long.

Gardez à l'esprit qu'un mantra est un mot ou un groupe de mots que vous répétez encore et encore. Un mantra particulier spécialement sélectionné pour vous vous sera fourni par votre instructeur lors de ce type de méditation. Ce genre de décision est prise en fonction des besoins de votre corps et de votre système nerveux.

Vous pouvez commencer le processus de méditation une fois que vous avez reçu ce type de mantra. Parce que cela fait partie du processus, vous devez promettre de ne dire à personne quel est votre mantra.

Asseyez-vous tranquillement à ce stade et laissez aller tout ce qui vous passe par la tête. L'étape suivante consiste à fermer doucement les yeux et à détendre tous les muscles de votre corps, comme dans une simple méditation. Vous allez commencer à répéter votre mantra à plusieurs reprises à ce stade. Se concentrer uniquement sur ces mots est l'objectif.

Vous devrez oublier toutes les autres idées que vous avez si vous faites cela encore et encore. La méditation vous sera bénéfique si vous abandonnez vos pensées et revenez au mantra.

Ce type de méditation doit être pratiqué au moins deux fois par jour, tous les jours.

L'objectif de ce type de méditation est d'atteindre "l'unité" avec l'univers. Vous atteignez un état de conscience supérieur en répétant à plusieurs reprises ce mot ou ce concept. Afin de fusionner avec l'univers, vous créez.

Vous serez en mesure d'éliminer facilement toute pensée de distraction pendant le processus en maintenant une attitude passive. Gardez à l'esprit qu'un simple « eh bien » vous permettra de revenir à votre mantra et de recentrer votre pratique de la méditation chaque fois que vos pensées s'égareront.

La MT présente de nombreux avantages, comme vous vous en souvenez peut-être dans nos chapitres précédents. Avant de commencer ce type de méditation, si vous le faites pour une raison quelconque, vous devez toujours vider votre esprit de toutes ces pensées. Si vous ne le faites pas, cela pourrait ne pas fonctionner.

Vous devez également vous souvenir de nos informations sur la MT par rapport à votre santé. Cette forme de médiation est la plus profonde en termes de relaxation, de santé et de bienfaits mentaux.

Méditation consciente

Il existe un autre type de méditation qui mérite d'être mentionné pour ses nombreux avantages et son caractère distinctif.

Dans les autres méditations dont nous avons parlé, votre objectif était d'utiliser un mantra ou de vous concentrer sur la respiration pour vous aider à entrer dans un état de méditation. Mais ce n'est pas nécessairement la seule façon de le faire. Dans la méditation de pleine conscience, également connue sous le nom de Vipassana, vous ne vous concentrez pas sur quelque chose autour de vous, mais plutôt sur la méditation intérieure.

Dans la méditation consciente, vous ne prêtez pas attention aux aspects physiques de ce qui se passe autour de vous. Au contraire, vous vous concentrez sur ce qui se passe dans le moment présent, pas sur le futur ou le passé. Vous apprendrez à vous concentrer sur ce qui se passe en ce moment, en cette seconde même.

Vous constaterez que la méditation de pleine conscience est ce qui peut aider le cerveau à rester "inactif". Si vous êtes quelqu'un qui a des pensées constantes dans votre tête et qui pense souvent qu'il y a trop de bruit dans votre cerveau, alors ce type de méditation est peut-être celui qu'il vous faut.

Dans la méditation consciente, vous ne vous concentrerez sur rien. Au contraire, vous vous concentrerez sur la qualité de votre conscience.

Vous serez ce qu'on appelle un "témoin silencieux", ce qui signifie simplement que vous devez être conscient de ce qui se passe autour de vous à ce moment précis en silence. Vous êtes témoin de ce qui se passe autour de vous.

Ne confondez pas ce type de méditation avec quelque chose qui vous permet d'être passif dans ce qui se passe dans votre vie quotidienne. À l'inverse, la méditation de pleine conscience vous aide à vous arrêter et à prendre des décisions basées sur la réalité plutôt que de prendre des décisions impulsives.

Comment méditer en pleine conscience ? Il y a deux façons de faire ça. L'un est informel. L'autre est formel et un bon exemple est le yoga.

Le yoga fonctionne comme une méthode de méditation grâce à la concentration exercée sur l'ici et maintenant. Vous êtes conscient des mouvements et des positions de votre corps. Chaque mouvement est effectué lentement et soigneusement. Vous êtes pleinement conscient de chaque mouvement que vous faites. Lorsque vous pratiquez de cette manière, vous êtes conscient de vos sensations, de vos mouvements physiques et de ce qui se passe dans votre esprit.

Ce type de méditation vous apprend à laisser votre respiration entrer dans votre corps, puis à la laisser partir, laissant derrière vous le stress, l'anxiété et d'autres choses. Vous pouvez vous concentrer sur l'élimination de ces toxines de votre corps et mener une vie plus consciente grâce à des pratiques comme le yoga.

La forme informelle de méditation consciente est l'autre type. Chaque action que vous entreprenez dans la méditation informelle vous oblige à considérer le monde qui vous entoure. D'une manière vraiment unique, vous vivez pleinement tout ce que vous rencontrez ou faites.

Par exemple, si vous avez faim et décidez de manger une pomme comme collation, vous la mangez généralement en regardant la télévision ou en surfant sur Internet. Cependant, lorsque vous pratiquez la méditation de pleine conscience en mangeant cette pomme, les choses changent radicalement.

Vous ne prenez pas simplement une bouchée. Vous observez la pomme sous tous les angles. Comment vous sentez-vous lorsque vous le tenez ? Qu'est-ce qui sent la pomme ? Notez son poids et sa couleur. Sentez le croquant de la peau de pomme, la texture de l'intérieur et le jus des fruits pendant que vous mâchez en prenant une bouchée.

Comme vous pouvez le voir, lorsque vous méditez en pleine conscience, vous êtes pleinement conscient de tout ce qui est lié à l'action en cours.

Le mouvement de votre stylo sur le papier, votre main sur la souris de l'ordinateur, etc. Vous pouvez utiliser la méditation de pleine conscience pour résoudre n'importe laquelle de ces situations.

Vous pouvez profiter des bienfaits de la méditation tout au long de la journée en pratiquant régulièrement ce type d'activité. Cela indique que vous ressentirez fréquemment un état de relaxation, probablement des dizaines de fois par jour.

AUTRES MÉTHODES

Une chose à apprendre de ce livre est le fait qu'il existe de nombreuses façons d'entrer dans un état de méditation. Voici quelques exemples de méthodes de méditation que vous pouvez apprendre et pratiquer pour en tirer des bénéfices.

Méditation de voyage

Grâce à la méditation, vous atteindrez une nouvelle position dans ce type de méditation. En vous emmenant dans un endroit différent où la paix est au centre du voyage, vous pratiquerez la méditation.

Asseyez-vous dans une position à la fois correcte et confortable pour ce type de méditation. Pendant ce type de méditation, vous devez garder un stylo et du papier près de vous afin de pouvoir écrire tout ce qui vous inquiète. Purifiez vos pensées et votre esprit en inspirant lentement et profondément pendant environ cinq minutes. Par conséquent, trouvez un endroit calme. La plupart du temps, c'est un endroit où l'on se sent à l'aise et détendu. Profitez de la paix qui vous est offerte en supprimant toutes les sources potentielles de distraction.

Méditation sonore

Vous vous déplacerez avec le son de votre mantra dans ce type de méditation, également connue sous le nom de méditation vibrante. Levez-vous en faisant ce genre de contemplation et inspirez profondément pour nettoyer vos pensées. Par conséquent, choisissez un mot qui vous apaise et vous fait vous sentir bien. Semblable au chant, faites-le encore et encore. Détendez vos muscles et profitez des bienfaits de cette méthode.

Nous avons couvert les types de méditation les plus courants, en particulier pour les débutants, mais il en existe bien d'autres. Vous ne pouvez dire lequel vous convient que par une expérience directe.

CONCLUSION

Comme vous pouvez le voir, la méditation est un processus très compliqué qui peut être efficacement décomposé en quelques étapes simples. Vous pouvez entrer dans un état de méditation en trouvant quelque chose sur quoi vous concentrer, puis en vous débarrassant de tout ce qui se passe autour de vous.

Pourquoi faire ceci? Pourquoi avez-vous besoin de méditer ? Le fait est que la méditation peut vous amener à un nouveau niveau de conscience, même s'il peut être difficile pour quiconque de vraiment comprendre les avantages de la méditation sans l'essayer au préalable.

Non seulement cela vous aidera à vous sentir mieux et à réduire votre niveau de stress à des niveaux sains, mais cela vous aidera également à améliorer votre niveau de stress. Vous pourrez penser plus clairement et plus calmement. Vous serez en mesure de prendre de meilleures décisions, de travailler plus dur sans trop d'efforts et d'accomplir davantage chaque jour lorsque cela se produira.

La méditation a aidé de nombreuses personnes à améliorer leur qualité de vie et présente de nombreux avantages pour la santé. Dans tous les cas, ne nous croyez pas simplement par inadvertance. Grâce à la méditation, vous pouvez apprendre à élever votre vie vers de nouveaux sommets. Grâce à cette méthode, la véritable illumination peut être atteinte. Parce que la plupart des gens peuvent l'apprendre rapidement, cela leur rendra la vie plus facile et plus rapide.

Avec un cœur et un esprit ouverts, la méditation est quelque chose à expérimenter.

CHAPITRE 2

YOGA POUR DÉBUTANTS

Tout ce que vous devez savoir pour commencer

INTRODUCTION

La fusion de l'Est et de l'Ouest est quelque chose qui nous revient constamment à l'esprit alors que nous entrons dans ce brillant nouveau millénaire. Qu'il s'agisse de productions culturellement diversifiées diffusées à la télévision par satellite; que vous vouliez lire des livres et écouter de la musique d'endroits lointains qui n'étaient pas disponibles il y a quelques décennies à peine ; que les gens parlent d'utiliser Internet et d'autres avancées dans les télécommunications pour communiquer avec les gens à travers le temps et l'espace ; Le monde s'est considérablement rétréci en raison de tout ou partie de ces facteurs. En fait, Marshall McLuan n'a probablement même pas considéré tout cela au moment où il a inventé le terme «Global Village».

La pratique consistant à surfer sur la vague d'information qui déferle actuellement sur notre minuscule planète trouve ses origines dans l'Antiquité, mais elle connaît actuellement une floraison en Occident qui ne cesse de prendre de l'ampleur d'année en année. Le yoga devient un élément central de la culture occidentale, que ce soit dans un groupe catholique local ou dans une retraite spirituelle opulente dans un parc naturel ; de la culture mondiale en fait.

Cependant, il n'y a vraiment qu'une seule raison pour laquelle de nombreuses personnes hésitent à profiter des bienfaits physiques, émotionnels et psychologiques du yoga : la désinformation.

Bien que de nombreuses personnes puissent vraiment apprécier le yoga et découvrir la véritable solution à bon nombre de leurs maux émotionnels et physiques, elles manquent de connaissances suffisantes pour faire le premier pas.

Par ailleurs, il y a une généralisation qui semble perdurer indépendamment des preuves contraires à la norme, à savoir que le yoga est une discipline stricte et que, face à ses nombreux avantages médicaux, il permet d'une manière ou d' une autre de renoncer à sa confiance ou, plus regrettable, de disparaître dans une zone locale et de manger du tofu entre les réunions de mantra.

Si vous aimez chanter et manger du tofu pendant une retraite, c'est probablement possible pour vous (presque tout est possible tant que c'est légal et que les gens le veulent, n'est-ce pas ?).

Cependant, cette conception du yoga n'est pas du tout exacte. Le yoga est vraiment très facile à faire, peut être fait n'importe où et est monnaie courante dans de nombreux pays.

Un objectif était en tête lors de la rédaction de ce livre : déconstruire le yoga et vous donner une introduction ludique, claire et compréhensible à la discipline.

Ce livre est pour vous si, à part ce que vous avez pu voir à la télévision, vous n'avez jamais pratiqué le yoga !

Ce livre ravivera également votre intérêt pour le sujet et vous ramènera en contact avec une méthode de mouvement corporel et de concentration mentale pratiquée depuis des millénaires dans les terres antiques.

Ce livre est commodément organisé en cinq sections :

1. Qu'est-ce que le yoga
2. Pourquoi le Yoga est-il utile ?
3. Différents types de Yoga
4. Positions de yoga pour débutants
5. Matériel et accessoires de yoga

En lisant ces domaines, si ce n'est pas trop compliqué, notez qu'il n'y a absolument aucune tentative ici, directement ou de manière détournée (ou d'une autre manière imaginable !) pour défendre un point de vue religieux . Cela est dû au fait que le point de vue présenté dans ce livre reflète celui des plus grandes autorités mondiales du yoga : Ce n'est pas une foi. Ce n'est pas dogmatique.

Le yoga n'est pas évangélique, ce qui signifie simplement qu'il ne cherche pas à se répandre dans le cadre de sa mission. Malgré le fait qu'il existe en fait des milliers d'écoles et de cours de yoga, ils ont réussi à coexister assez pacifiquement.

Veuillez noter que la déclaration susmentionnée ne dénigre ni ne discute en aucun cas des ordres évangéliques, tels que le christianisme évangélique ; Le point ici est simplement que la propagation du yoga n'est pas un principe directeur pour la majorité des mouvements de yoga.

Cependant, malgré le fait que le yoga qui est décrit dans ce livre et pratiqué dans la majorité du monde n'est pas une religion, les cadres religieux existants de nombreuses personnes s'en adaptent parfaitement.

En d'autres termes, si vous vous identifiez comme membre d'une religion - catholique, protestante, musulmane, juive, sikhe ou autre - le yoga n'exige ni ne cherche à vous offrir une religion de substitution. une perspective impitoyable ou déconnectée de ce que vous acceptez à partir de maintenant.

Alors, s'il vous plaît, gardez à l'esprit : le yoga, tel qu'il est discuté et promu dans ce livre, ainsi que pratiquement tous les autres livres qui valent la peine d'être lus ! n'est pas une foi.

Le yoga n'est rien de plus que de saisir le pouvoir de l'attention humaine et de l'utiliser au profit du corps, comme nous commencerons à le comprendre dans la section suivante de ce livre.

QU'EST-CE QUE LE YOGA ?

« Qu'est - ce que je cherchais à Bombay cette nuit -là ? .La L'actualité est la raison d' être "ici" ou de "vivre" à tout prix . heureux.

Ou, encore plus troublant, comme nous l'avons mentionné dans l'introduction, il existe une perception répandue dans certaines régions que la pratique du yoga est synonyme de culte ou d'une sorte de croyance spirituelle désuète qui oblige à quitter son emploi ou à vendre sa maison. et de déménager dans un endroit éloigné pour vivre.

En fait, le yoga est fondamental ; De plus, si vous avez l'occasion de voyager dans un pays où il est pratiqué depuis des générations, comme l'Inde, le Japon, la Chine ou d'autres pays, vous constaterez que c'est assez typique.

L'acte de yoga est venu vers l'ouest en 1893, quand peut-être le maître le plus célèbre de l'Inde, Maître Vivekananda, a été invité à l'Exposition universelle de

Chicago. Il est célèbre pour avoir suscité l'intérêt des Occidentaux pour le yoga.

Le mot yoga vient littéralement du mot sanskrit yug, qui signifie lier, joindre, diriger l'attention ou joug. Le yoga peut également incorporer des concepts comme la fusion, l'union et la discipline.

Le yoga est défini comme une "discipline unitaire" dans les saintes écritures de l'hindouisme, une ancienne religion indienne avec une suite mondiale ; le genre de discipline qui, dans leur livre Living Yoga, selon les experts Georg Feuerstein et Stephan Bodian, conduit à l'union entre l'intérieur et l'extérieur, l'harmonie et la joie.

La définition la plus courante du yoga est la vie consciente ; Cela fait référence à l'utilisation de son potentiel intérieur pour le bonheur, appelé Ananda en sanskrit.

Mais qu'est-ce que le yoga exactement ?

Comprendre les choses à travers le prisme de ce qu'elles ne sont pas est parfois utile ; surtout quand il s'agit d'un sujet souvent mal compris, comme le yoga.

En soulignant ce que le yoga n'est PAS, les auteurs et spécialistes du yoga Feuerstein et Bodian nous aident à comprendre la pratique :

Le yoga n'est PAS de la gymnastique rythmique, qui peut être distinguée par la pose tête haute, lotus ou bretzel. Bien que les faits confirment que le yoga comprend de nombreuses positions - en particulier dans le hatha yoga, celles-ci sont simplement destinées à mettre les individus en contact avec leurs sentiments intérieurs.

Contrairement aux idées reçues, le yoga n'est ni une religion ni une méthode de méditation. Le but de l'ensemble du processus, qui vise à nous emmener dans le domaine spirituel, n'est pas atteint uniquement par la méditation.

L'essentiel du yoga

Selon pratiquement toutes les sciences et philosophies yogiques, une personne n'est qu'une petite partie d'un vaste univers. Lorsqu'une personne apprend à "communier" avec cette immensité, elle atteint l'union avec quelque chose de plus grand qu'elle-même. Vous êtes capable de suivre le vrai chemin du bonheur lorsque vous avez cet attachement ou ce contact avec quelque chose de plus grand. L'individu peut découvrir la vérité en s'ajustant à la force.

La réalisation suit la réalisation ; Cependant, afin d'atteindre la réalisation, nos paroles, nos idées et nos actions doivent être fondées sur la vérité. Malgré le fait que les gens assistent à des cours de yoga et au studio pour apprendre de nouvelles techniques de yoga, l'instructeur de yoga Tim Miller a déclaré que « le vrai yoga commence lorsque [vous] quittez le studio ; tout se résume à être conscient et éveillé de ce qu'ils ont fait.

Yoga et santé physique

Le yoga ne fait pas de distinction entre l'esprit et le corps ; et c'est une position que la psychologie occidentale a prise depuis longtemps (le lien entre la santé physique et mentale, et vice versa).

Ne vous inquiétez pas si vous êtes venu ici pour en savoir plus sur le yoga comme moyen d'aider votre corps à s'améliorer ou à guérir. Vous êtes arrivé au bon endroit !

En fait, le yoga est un processus qui aide les muscles, les tendons, les articulations, les ligaments et d'autres parties du corps à travailler à leur plein potentiel en libérant les tensions et l'énergie qui ont été bloquées.

Le yoga soutient que les humains ont été créés avec une flexibilité et une agilité optimales comme conception naturelle ; De plus, le corps ne devient raide et inflexible que lorsqu'il est malsain ou désaligné.

Par conséquent, d'innombrables personnes se sont retrouvées dans un cours de yoga, ou sur un tapis de yoga à la maison devant une vidéo ou un DVD, dans l'espoir d'améliorer leur santé physique ; et peut-être que vous pourriez être l'un d'entre eux. Si oui, lisez la suite !

Il existe des avantages physiques prouvés du yoga, notamment:

- Plus grande flexibilité et liberté de mouvement
- Diminution des douleurs articulaires et musculaires
- Système immunitaire plus fort
- Une plus grande capacité pulmonaire et donc une meilleure qualité de respiration
- Augmentation du métabolisme (ce qui peut entraîner une perte de poids !)

- Amélioration de la qualité du sommeil (notamment grâce à une meilleure respiration et un corps plus oxygéné)

Étant donné que certaines répétitions de yoga exigent la dominance des positions, le yoga a constamment amélioré l'adaptabilité du corps ; De plus, il aide à lubrifier les tendons, les ligaments et les articulations. Le yoga améliore la désintoxication en augmentant le flux sanguin vers diverses parties du corps, aide à renforcer et à tonifier les muscles qui sont devenus faibles et flasques.

Par conséquent, veuillez garder à l'esprit que malgré le fait que le yoga soit souvent qualifié de pratique mentale, il présente des avantages physiques évidents et établis.

Par conséquent, le yoga est une option viable pour le dirigeant d'entreprise stressé qui a besoin de trouver une stratégie pour faire face à la folie de sa vie bien remplie, que votre objectif soit la perte de poids ou la capacité de pelleter de la neige sans avoir mal au dos pendant des jours.

Par conséquent, le yoga est plus qu'une simple torsion du corps pour effectuer certaines asanas ou postures ; c'est aussi équilibrer l'esprit et le corps, le rendant plus ouvert à la force de vie universelle émanant du Soi Suprême. Par conséquent, pour rester sur le chemin de l'évolution, soyez sincère, faites vos devoirs et aimez tout le monde. Dans Yoga - Au-delà du corps et de l'esprit, Meena Om.

POURQUOI LE YOGA EST-IL UTILE ?

Ce livre a clairement montré que le yoga n'est pas une religion. Cela peut être religieux si vous le souhaitez, ou cela peut aller de pair avec une croyance religieuse qui existe déjà. Le yoga, d'autre part, n'est pas religieux dans le sens où il ne met pas l'accent sur la foi ou la croyance.

Le yoga est en effet une forme d'art, la science est discutée dans de nombreux endroits du monde, y compris en Inde. Ce n'est pas seulement une question de jeu de mots; Elle est appréhendée par la méthode scientifique car elle est véritablement abordée comme une science.

La science yogique tente de prouver qu'il existe un lien entre deux choses et développe des théories basées sur des observations objectives. En fait, pour être considéré comme un maître yogique crédible dans de nombreuses régions du monde, il faut avoir un haut niveau d'éducation dans les sciences, comme la physique et la biologie.

Nous sommes en mesure de poser la question sensée à cause de cette discussion sur le yoga en tant que science : quels avantages le yoga offre-t-il ? Après tout, il serait incorrect de poser cette question si le yoga était une religion ou une croyance, car cela impliquerait que le yoga est incapable de fournir une réponse en des termes que nous pouvons objectivement comprendre.

Je suis désolé de me répéter : le yoga est une forme d'art similaire à la kinésiologie, qui étudie comment le corps réagit aux changements de l'environnement physique et interne, c'est empirique et pratique. Et pour le dire autrement : chacun de nous est en droit de se poser la question fondamentale : pourquoi devrais-je participer au yoga ? Pour y répondre, il faut d'abord envisager de l'expérimenter soi-même.

Bien que les objectifs et les principes du yoga puissent être facilement discutés, l'expérience du yoga ne peut pas être décrite avec des mots, tout comme la lecture d'un livre sur la préparation au marathon ne vous préparera pas physiquement à courir un marathon.

Voici le point de vue de la clinique Mayo sur les avantages de la méditation :

Pour réduire le stress, les personnes en bonne santé utilisent la méditation. Cependant, si vous souffrez d'une condition médicale exacerbée par le stress, la pratique peut aider à atténuer les effets du stress sur l'asthme, les allergies, l'arthrite et la douleur chronique.

Le yoga consiste à exécuter une série de postures axées sur la respiration, en inspirant pendant certains mouvements et en expirant pendant d'autres. Vous pouvez faire du yoga un moyen d'améliorer votre spiritualité ou votre souplesse, votre force et votre endurance physiques.

Bienfaits du yoga

Grâce à la méditation, le yoga aide les gens à atteindre l'harmonie et facilite la collaboration entre l'esprit et le corps. À quelle fréquence découvrons-nous que nos confusions et nos conflits époustouflants nous empêchent de mener à bien nos tâches de manière efficace et satisfaisante ?

La cause la plus fréquente de problèmes avec nos systèmes physique, endocrinien et émotionnel est le stress. De plus, le yoga peut aider à corriger ces problèmes.

Le yoga et ses pratiques de nettoyage se sont avérés très efficaces pour traiter une variété de maladies au niveau physique.

Certains des avantages du yoga sont les suivants :

1. Il est connu que le yoga améliore la flexibilité ; Certaines postures de yoga font travailler différentes articulations du corps. y compris les articulations qui ne sont pas sollicitées régulièrement.
2. De plus, le yoga améliore la lubrification des articulations, des ligaments et des tendons. Les différents tendons et ligaments du corps sont travaillés dans des poses de yoga bien étudiées. De plus, il a été découvert que même si le corps au début du yoga était rigide, les parties du corps qui n'ont pas été traitées consciemment peuvent éventuellement connaître une flexibilité importante.
3. Le yoga masse également tous les organes du corps. Peut-être que la seule forme d'exercice qui peut travailler sur tous vos organes internes, même ceux

qui sont rarement stimulés de l'extérieur tout au long de notre vie, est le yoga.

4. Le yoga a un effet bénéfique sur les différentes parties du corps. Nous bénéficions de cette stimulation et de ce massage des organes en gardant la maladie à distance et en prévenant son apparition probable. La conscience mystérieuse d'une maladie ou d'une infection imminente chez le pratiquant est l'un des nombreux avantages du yoga. L'individu est alors en mesure de prendre des mesures correctives ou préventives.
5. Le corps est complètement nettoyé grâce au yoga. Le yoga améliore le flux sanguin vers diverses parties du corps et étire doucement les muscles et les articulations en massant divers organes. Cela fournit de la nourriture jusqu'au point final et aide à l'élimination des toxines de toutes les parties de votre corps. Les avantages comprennent une énergie accrue, une joie de vivre remarquable et un retard du vieillissement.
6. De plus, le yoga est un excellent moyen de tonicité musculaire. Les muscles flasques et faibles sont stimulés à plusieurs reprises pour éliminer l'excès de graisse et de graisse.

Cependant, ces immenses avantages physiques ne sont que des "effets secondaires" de cette pratique puissante. Harmoniser l'esprit et le corps est ce que fait le yoga, ce qui se traduit par des avantages réels.

Il est de notoriété publique que les gens ont pu accomplir des exploits physiques extraordinaires grâce au pouvoir de l'esprit, prouvant hors de tout doute raisonnable le lien entre l'esprit et le corps.

Certes, le yoga est identique à la méditation car ils travaillent ensemble pour atteindre le même objectif d'unité de l'esprit, du corps et de l'esprit, ce qui peut conduire à une expérience de bonheur éternel que seul le yoga peut fournir.

Grâce au détachement, les pratiques de yoga méditatif contribuent à l'équilibre émotionnel.

Ceci, à son tour, produit un remarquable sentiment de calme et d'optimisme, qui a des effets positifs significatifs sur la santé physique.

La connexion corps-esprit

Le yoga est centré sur la connexion corps-esprit. Cette harmonie corps-esprit est obtenue grâce à trois choses :

- Postures (asanas)
- Respiration adéquate (pranayama)
- Méditation

Les asanas, la respiration et la méditation pratiquées ensemble fournissent une inspiration et une direction pour l'esprit et le corps. Notre corps devient plus sensible aux toxines et aux poisons à mesure que nous vieillissons - les yogis pensent que le vieillissement est une condition artificielle - causée par une mauvaise alimentation et des facteurs environnementaux.

Le yoga facilite un processus de nettoyage et transforme notre corps en une machine bien huilée.

Bienfaits physiques

En harmonisant ces trois principes, les bienfaits du yoga sont atteints :

- Équilibre dans le système nerveux central du corps
- Diminution de l'impulsion
- Tension respiratoire et tension artérielle
- Efficacité cardiovasculaire
- Stabilisation du système gastro-intestinal
- Augmentation du temps d'apnée
- Meilleure dextérité.
- Amélioration de l'équilibre
- Amélioration de la perception de la profondeur
- Mémoire améliorée

Bénéfices psychologiques

Le yoga a également un certain nombre d'avantages psychologiques, comme cela a été mentionné précédemment, c'est d'ailleurs l'une des principales motivations de sa pratique.

Une meilleure gestion du stress est peut-être le bienfait psychologique du yoga le plus fréquemment cité. L'anxiété, la dépression et la lenteur peuvent toutes être réduites grâce au yoga , lui permettant ainsi de se concentrer sur ce qui est significatif et spirituel pour atteindre le bonheur et l'équilibre.

Soutien à un mode de vie sain

Quelque chose chez une personne se déclenche lorsqu'elle prend la décision d'être heureuse ; Une volonté ou une prise de conscience quelconque émerge. Avec cette prise de conscience, on commence à observer la jungle constante de pensées négatives de l'esprit.

Au lieu de lutter contre chacune de ces idées, ce qui serait une lutte sans fin, le yoga dit simplement à la personne de regarder ce combat et le stress diminuera à la suite de cette vision.

Dans le même temps, à mesure qu'un individu réduit son niveau de négativité interne, d'autres comportements négatifs à l'extérieur commencent à tomber sur ses propres comportements, comme la consommation excessive d'alcool, l'alimentation émotionnelle et l'engagement dans des actions qui aboutissent finalement à la souffrance et au malheur.

Cependant, affirmer que la pratique du yoga est la méthode la plus simple pour, par exemple, arrêter de fumer ou commencer une activité physique régulière est une exagération. Le yoga serait idéal dans ce cas ! Selon le yoga, lorsqu'une personne commence à se sentir bien à l'intérieur, elle a naturellement tendance à se comporter de manière à renforcer et à promouvoir ce sentiment de bien-être intérieur. Ceci est basé sur les relations rationnelles et scientifiques de cause à effet qui ont été observées pendant des siècles.

Cela indique que le corps réagira à une diminution des ingrédients addictifs comme le tabac et le goudron, pour n'en nommer que deux, si fumer, par exemple, crée une dépendance. Yoga aidera alors dans le processus. Cela donnera à la personne la force et la raison de réaliser que fumer ne lui fait pas vraiment du bien.

En fait, si vous commencez à prêter attention à ce que vous ressentez, vous constaterez probablement que fumer vous fait vous sentir assez mal à l'intérieur, pas bien par exemple, rend la respiration plus difficile.

Maintenant, ce livre n'est pas anti-tabac, et si vous avez eu du mal à arrêter, s'il vous plaît, ne prenez rien de ce livre personnellement ; Il n'y a absolument aucune tentative de laisser entendre que cesser de fumer est simple ou ne nécessite que de la volonté.

Les scientifiques ont démontré qu'il existe une véritable dépendance aux substances physiques en plus d'une dépendance émotionnelle qui peut être tout aussi puissante, voire plus puissante.

Le but ici est simplement de vous aider à comprendre que le yoga peut aider une personne à faire des choix de vie conscients qui favorisent une vie heureuse et saine. Cela peut inclure :

- Arrêter de fumer
- Réduire la consommation excessive d'alcool
- Mangez plus sainement
- Dors plus
- Réduire le stress au travail
- Promouvoir des relations plus harmonieuses tout autour

N'oubliez pas : le yoga ne promet à personne que ces choses se produiront du jour au lendemain. Au mieux, le yoga est la lumière qui vous montre à quel point les choses sont vraiment désordonnées au sous-sol ; et une fois la lumière allumée, il devient beaucoup plus facile de ne pas mentionner l'efficacité et le temps qu'il faudra - pour nettoyer les choses !

Bénéfices émotionnels

Le yoga a également été acclamé pour sa capacité particulière à aider les gens à éliminer les sentiments d'hostilité et de ressentiment intérieur. À la suite de l'élimination de ces émotions toxiques, la porte de l'acceptation de soi et de la réalisation de soi s'ouvre.

Gestion de la douleur

Le yoga a également l'avantage de soulager la douleur. Comprendre le lien positif entre le yoga et la gestion de la douleur pourrait être extrêmement bénéfique, car la douleur et la douleur chronique sont des conditions qui nous affectent tous à un moment donné.

Étant donné que le marché des analgésiques vaut plusieurs milliards de dollars et que de nombreuses personnes, en particulier les plus âgées, constatent que certains analgésiques sur ordonnance et en vente libre ne sont pas couverts par une assurance, cela peut également être avantageux financièrement.

On pense que le yoga aide à soulager la douleur en aidant le centre de la douleur du cerveau à réguler le mécanisme de contrôle de la moelle épinière et la production par le corps d'analgésiques naturels.

Les exercices de respiration du yoga peuvent également soulager la douleur. Lorsque vous expirez, vos muscles ont tendance à se détendre, donc prendre plus de temps pour expirer peut vous aider à vous détendre et à relâcher la tension.

La conscience de la respiration facilite la relaxation, la gestion de la douleur et la réalisation d'une respiration plus calme et plus tranquille. Le yoga peut également aider à soulager la douleur en incorporant des techniques de relaxation et de méditation. L'accent mis par le yoga sur la conscience de soi contribue à son efficacité à soulager la douleur.

Cette conscience de soi peut vous protéger et permettre de prendre des mesures préventives tôt.

DIFFÉRENTS TYPES DE YOGA

La même chose qui empêche parfois les gens d'explorer véritablement le yoga et de récolter ses bienfaits pour la santé est l'un des facteurs qui a contribué à la propagation de la pratique en Occident. La variété est la clé pour cela.

Parfois, lorsqu'il y a juste quelque chose d'unique - comme une pensée, ou un langage, ou quoi que ce soit - il est difficile pour cette chose de se propager au-delà des personnes qui la considèrent et lui font confiance, puisqu'elles sont d'accord avec elle ou fondamentalement à la lumière du fait qu'ils croient qu'il devrait continuer à exister.

Cependant, la probabilité qu'il se répande augmente lorsqu'il y a plus d'idées et de concepts ; Plus de gens pourront y accéder, en discuter et l'intégrer dans leur vie.

Quel lien cela a-t-il avec le yoga ? Il existe de nombreux types de yoga, en fait; comme mentionné précédemment, cela est dû au fait que le yoga n'est pas une religion ; C'est une façon de vivre. En conséquence, il est extrêmement mobile et adaptable (jeu de mots !) Et transcende les frontières nationales, culturelles et religieuses.

Au cours des 110 dernières années environ, le yoga s'est rapidement répandu dans le monde occidental en raison de sa diversité et de sa variété de formes ; De plus, il se propage à un rythme jamais vu auparavant (de nombreuses entreprises occidentales proposent désormais des cours de yoga dans le cadre d'un programme d'avantages pour la santé).

Cependant, la confusion a résulté de cette diversité; De plus, les personnes qui n'ont expérimenté qu'une seule forme de yoga peuvent croire qu'elles ont tout vu. C'est évidemment plus troublant quand quelqu'un a été exposé à un type de yoga qu'il n'aimait pas ou pour lequel il n'était pas prêt, pour quelque raison que ce soit (un peu comme certaines personnes pourraient quitter un programme de conditionnement physique si elles ne sont pas prêtes). le meilleur état mental pour l'aborder).

Par conséquent, même si vous avez essayé le yoga, que vous l'avez vu à la télévision, que vous en avez lu dans le journal ou que vous avez entendu un ami ou un collègue en parler, vous devez garder à l'esprit qu'il y a de fortes chances que vous n'ayez pas été exposé à tous des variétés qui existent.

(ce qui est merveilleux car cela indique que vous trouverez la section suivante très intéressante et instructive !)

Les six types principaux

Les spécialistes du yoga Feuerstein et Bodian notent six principaux types de yoga. Sans ordre particulier, ce sont :

- Hatha-yoga

- Raja Yoga
- Karma Yoga
- Bhakti-Yoga
- Jnana-yoga
- Yoga-tantra

Jetons un coup d'œil à chacun d'eux un à la fois.

Hatha Yoga

Selon Graham Ledger Wood, qui enseigne le yoga et le mysticisme depuis plus de 30 ans, le hatha yoga est la forme de yoga la plus populaire dans la société occidentale et est principalement pratiqué pour la santé et la vitalité.

Selon Ledger Wood, le hatha yoga est un "merveilleux moyen d'exercer, d'étirer et de libérer le corps afin qu'il puisse être un outil sain, durable et vital pour l'esprit et l'âme" parce que c'est un terme sanskrit pour le Soleil.

La pratique du Hatha Yoga, qui remonte à 5000 ans, a été utilisée pour maintenir le bien-être mental, physique et spirituel. Dans leur pratique, les pratiquants de Hatha Yoga combinent des exercices d'étirements et d'asanas.

Des exercices de concentration mentale et de respiration sont inclus.

Le Hatha Yoga se pratique en position du lotus.

Comme avec d'autres formes de yoga, le Hatha Yoga vise à atteindre la même chose. Il vise à unir l'esprit de l'humanité à l'esprit pacifique de l'univers. L'exercice de yoga améliore le bien-être spirituel, mental, physique et émotionnel d'une personne grâce à cette pratique.

Le Hatha Yoga cultive la tranquillité et vous y maintient. La concentration est la partie la plus importante d'une pratique de yoga réussie.

D'une certaine manière, toutes les formes de yoga partagent certaines similitudes. La préparation du corps à l'abandon afin que l'esprit puisse absorber et mener à bien sa mission est l'objectif principal du Hatha Yoga. L'illumination et l'élévation sont l'œuvre de l'esprit. L'esprit est à l'aise et laisse aller toute douleur et tout stress lorsque l'esprit est illuminé. Le corps le fait aussi.

Trop de gens se perdent parce qu'ils ne savent pas que votre esprit ne peut pas réussir quelque chose si votre corps est malsain et inapte. Par conséquent, si votre esprit est faible, l'objectif du Hatha Yoga est idéal.

Vous pourrez bouger votre corps et avancer positivement à un niveau où l'esprit pourra fonctionner correctement avec l'aide du Hatha Yoga. Pour que l'esprit maintienne une bonne concentration, l'esprit et le corps doivent répondre positivement.

Les premières pensées des gens sont susceptibles d'être de Hatha Yoga quand ils entendent le terme. La forme de yoga la plus pratiquée est connue sous le nom de Hatha Yoga. En fait, le Hatha Yoga est la source des autres styles de yoga comme le Kundalini, l'Ashtanga, le Bikram et le Power Yoga.

Le terme "le véhicule de l'âme" fait référence au Hatha Yoga. Il est chargé de diriger l'esprit et le corps dans tout l'univers. Imaginez que vous flottez autour de l'univers sans être entraîné par quoi que ce soit. C'est tellement relaxant et alléchant.

Il est difficile de maintenir et de retrouver sa concentration. Le Hatha Yoga peut vous aider à vous concentrer si vous êtes facilement distrait par des forces extérieures.

La meilleure chose à propos du Hatha Yoga est qu'il vous aide à trouver une lumière divine en vous. Non seulement cela vous éduque, mais cela peut aussi vous aider à devenir plus flexible, détendu et fort.

L'énergie spirituelle peut circuler à travers les canaux d'énergie ouverts pendant la pratique du Hatha Yoga. Si l'esprit, le corps et l'esprit sont en équilibre et fonctionnent bien ensemble, cela sera possible. De toute évidence, la chose la plus importante est de garder votre corps en bonne forme. Votre esprit et votre esprit sont également affectés lorsque votre corps est faible.

Vous pouvez facilement gérer le stress et vous débarrasser de la douleur et de la tension en pratiquant le Hatha Yoga. Vous devez faire une pause de temps en temps car cela vous fatigue et vous épuise parfois. Le Hatha Yoga est le traitement le plus efficace pour soulager les tensions et les douleurs.

Le perfectionnement des postures en hatha yoga a deux objectifs :

1. Méditer

   Les gens ont d'abord et avant tout besoin d'une position dans laquelle ils peuvent se sentir complètement à l'aise sur une longue période de temps. Plus vous maîtrisez de postures, plus vous

êtes capable de cultiver des techniques de méditation profonde.
2. Renouveler les énergies du corps pour une santé optimale.

Raja Yoga

Le Raja Yoga, comme le yoga classique, est connu comme la "voie royale" vers l'unité corps-esprit. Le raja yoga, qui vise l'illumination par le contrôle direct et la maîtrise de l'esprit, est considéré par certains comme une forme de yoga plutôt difficile.

Les personnes qui peuvent bien se concentrer et apprécier la méditation sont les mieux adaptées au Raja Yoga. Ce type - ou branche - de yoga a 8 branches :

- Discipline morale
- Maîtrise de soi
- Position
- Contrôle de la respiration
- Inhibition sensorielle
- Concentration
- Méditation
- Extase

Karma Yoga

Les actes désintéressés font partie du karma yoga. Le terme "karma" lui-même fait référence au travail d'une vie entière d'un individu, de la conception à la mort. Le fait que faire ce qui est juste est la raison d'être du karma. Par conséquent, la pratique du karma yoga implique d'abandonner son ego afin de servir Dieu et l'humanité.

La Bhagavad Gita, également connue sous le nom de "Nouveau Testament de l'hindouisme", est la source des principes du Karma Yoga. Le fondement du Karma Yoga est de servir Dieu en servant les autres.

Bhakti-Yoga

"Notez comment l'amour se développe", conseille Sri Swami Sivananda. D'abord vient la foi. Vient ensuite l'attirance, suivie de l'adoration. La suppression des désirs mondains résulte de l'adoration. Le résultat est la libéralité et l'épanouissement. Ensuite, développez un amour et un attachement profonds pour Dieu.

Dans cette forme de bhakti supérieure, toute l'attirance et l'attachement d'une personne aux objets de plaisir est transféré à Dieu, son bien le plus précieux. Cela culmine dans l'unité, qui lie le dévot à sa bien-aimée pour l'éternité.

En conséquence, le Bhakti Yoga est considéré comme l'amour divin. Selon Swami Nikhil Ananda et Sri Ramakrishna Math, l'amour fonctionne à trois niveaux comme une force d'attraction :

- Matériel
- Humain
- Spirituel

Ces deux yogis poursuivent en disant que l'amour est un pouvoir créateur qui nous incite à rechercher le bonheur et l'immortalité. Ils disent, en termes éloquents et précis :

Plus la vie d'une personne est développée intellectuellement, moins elle prend plaisir aux objets des sens, donc l'amour basé sur l'attirance intellectuelle est plus impersonnel et durable.

Jnâna Yoga

Le chemin de la sagesse est le Jnana yoga. Jnana, selon Graham Ledger Wood, "vide" l'esprit et l'âme des illusions afin que les gens puissent être en contact avec la réalité, abandonnant toutes les pensées et tous les sentiments jusqu'à ce que la personne soit changée et éclairée.

L'une des quatre voies principales qui mènent directement à la réalisation de soi est le jnana yoga. L'étudiant de jnana yoga fait l'expérience de Dieu en surmontant les obstacles de l'ignorance.

Dans le Jnana yoga, où l'étudiant ou le dévot s'identifie comme séparé des composants de son environnement, des concepts tels que le discernement et la discrimination sont très appréciés. Le Jnana Yoga est également guidé par le concept de « Neti-neti ». La traduction littérale est « pas ceci, pas ceci » : En supprimant les objets à proximité, il ne reste que VOUS.

Tantra Yoga

Le tantra yoga est une autre forme de yoga dont beaucoup de gens ont entendu parler et dont ils sont très curieux.

Certaines personnes pensent que le Tantra Yoga est le type de yoga le plus oriental. Il est souvent interprété comme consistant simplement en des rituels sexuels. Au-delà du sexe, d'autres enjeux sont en jeu : c'est la voie du dépassement de soi qui passe par l'usage de rituels, dont la sexualité consacrée. A partir d'un certain moment, certaines écoles tantriques recommandent en effet une vie de célibat.

Tantra signifie « expansion » littéralement. Pour atteindre la Réalité Suprême, un adepte du Tantra élève sa conscience à tous les niveaux. Le tantra yoga vise à provoquer un éveil spirituel en faisant ressortir les côtés masculin et féminin d'une personne.

La guérison spirituelle et, en particulier, l'intégration du corps, de l'esprit et de l'esprit sont les principaux objectifs du Tantra Yoga. On a longtemps soutenu en Inde que la sexualité est une étape cruciale et significative dans le processus d'éveil.

Les désirs et les plaisirs sexuels ne sont pas assimilés à la spiritualité dans les normes religieuses occidentales.

Cependant, dans la philosophie orientale, la splendeur et la gloire de la création sont célébrées et célébrées avec joie. De plus, ils ont ensuite développé un projet de recherche ou une science pour apprendre comment réaliser cette merveilleuse expérience thérapeutique. Dans le Tantra, l'énergie est connue et considérée comme la source de la vie.

De plus, l'énergie sexuelle est considérée comme une force puissante et sacrée. Il existe de nombreuses activités qui guident l'exécution sexuelle et quelques changements alimentaires sont normaux. La respiration constante, le maintien de certaines positions et les contractions font partie de ces exercices physiques.

Exercer votre corps de différentes manières a une tonne d'effets positifs. L'amélioration des performances sexuelles et l'amélioration de la fonction de la prostate en sont deux exemples. Un avantage supplémentaire est une augmentation de l'endurance sexuelle pendant l'activité sexuelle.

Il existe d'autres types d'exercices. Il existe des exercices psycho-spirituels en plus des exercices physiques. Le but de ces exercices est de cultiver la méditation sur l'amour et le désir sans restriction. En conséquence, cela peut réduire l'anxiété liée à la performance et rendre les activités sexuelles moins embarrassantes.

On dit que donner à votre partenaire ou amant tout ce qu'il veut vraiment est l'expérience sexuelle la plus fascinante.

On peut penser à une variété de façons de plaire à son amant grâce à la méditation et aux bons exercices. C'est une expérience qui a le potentiel de renforcer votre relation avec l'autre personne lorsque l'on se concentre sur la fourniture de ce que l'autre personne désire vraiment. De plus, vous atteindrez le contentement que vous avez toujours désiré. Lorsqu'il s'agit de se concentrer sur vos performances sexuelles, certains exercices peuvent être très utiles.

Ces avantages peuvent être obtenus grâce à une méditation appropriée, des exercices de respiration et la répétition de mantras et de chants.

Les préliminaires peuvent également être appréciés au maximum de différentes manières. On peut vivre une expérience enrichissante qui peut stimuler à la fois le corps et l'esprit et guérir de diverses manières en recevant des massages de guérison et de douces caresses.

Avant d'avoir des relations sexuelles, les gens pratiquent la guérison Reiki ou la canalisation d'énergie. On sait que faire tout cela rend les rencontres sexuelles plus agréables. C'est une forme de guérison orientale dans laquelle un partenaire transfère de l'énergie à l'autre.

La stimulation tactile favorise le bien-être spirituel et physique ainsi que la guérison. Un état de relaxation et de méditation plus profond peut être atteint par vous deux de cette manière, ce qui est extrêmement bénéfique pour les couples.

Conseils pour les débutants

Si vous ne le saviez pas lorsque vous avez commencé à lire, vous le savez maintenant. La pratique ancienne et fascinante du yoga vise à unir l'esprit et le corps. Il a été démontré qu'il a des avantages pour la santé, y compris des améliorations de la santé physique et émotionnelle.

Mais il est important de se rappeler que vous devez vous poser quelques questions importantes avant de commencer à pratiquer le yoga. Il n'y a pas de bonne ou de mauvaise réponse à ces questions.

Ils sont uniquement destinés à vous donner l'état d'esprit dont vous avez besoin pour réussir en tant qu'étudiant de yoga à long terme et à stimuler vos pensées.

Voici les questions de base que vous devriez vous poser avant de commencer tout programme de yoga :

- Quelles sont les raisons pour lesquelles j'ai commencé un programme de yoga? Sont-ils réalistes ?
- Si mon programme de yoga implique un certain degré d'effort physique, comme certaines postures de hatha yoga, ai-je reçu une autorisation médicale d'un professionnel de la santé qualifié et certifié pour m'assurer que cela ne me fait pas mal ?
- Mes objectifs pour poursuivre un programme (ou des programmes) de yoga sont-ils clairs et positifs ? Est-ce que je sais ce que je veux atteindre ?
- Suis-je prêt à prendre le temps de vraiment tirer le meilleur parti de mon expérience de yoga ?
- Y a-t-il des gens autour de moi qui pourraient essayer de se moquer de moi pour avoir choisi de suivre cette voie de développement personnel ? Dois-je éviter ces personnes ou leur demander de respecter ce que je choisis de faire ?

Veuillez noter qu'il ne s'agit que de demandes fondamentales ; de même, ce n'est pas une liste exhaustive. Le fait est que vous devez être clair et certain de votre décision d'essayer le yoga.

Et s'il vous plaît gardez à l'esprit qu'il existe de nombreuses variantes de yoga, ainsi que de nombreuses variantes d'instructeurs de yoga. Certains d'entre eux sont fantastiques; Bien que certains d'entre eux puissent avoir de bonnes intentions, ils n'ont peut-être pas toutes les bases dont ils ont besoin pour enseigner.

Gardez toujours à l'esprit : vous ne devez jamais être traité avec un manque de respect, une avilissement ou une infériorité envers un instructeur de yoga.

Rappelez-vous ces choses si vous rencontrez un enseignant sur mille qui n'a pas le développement personnel dont il a besoin pour bien enseigner : Il y a toujours des éducateurs supplémentaires !

Il s'agit de vous rendre en sécurité, heureux et en bonne santé. Dès le début, ces normes devraient faire partie de toutes vos expériences de yoga.

Cohérence

La constance et la régularité sont les clés pour tirer pleinement parti de votre pratique du yoga. Vous ne pouvez pas vous présenter à une séance et en sauter trois ou quatre parce que vous souffrez, que vous avez eu un engagement inattendu ou que vous étiez trop stressé.

Le yoga doit être fait régulièrement pour que l'esprit et le corps changent. Occupez-vous et débarrassez-vous de tout obstacle réel ou imaginaire. Une meilleure santé, un meilleur équilibre émotionnel et une vie plus heureuse et plus épanouissante sont vos récompenses !

POSITIONS DE YOGA POUR DÉBUTANTS

Les poses de yoga sont assez simples à apprendre pour les débutants. Ce n'est pas un problème si vous n'avez jamais participé au yoga ou même été témoin d'un.

Si vous n'avez jamais entendu parler du yoga auparavant, vous serez sans aucun doute curieux de savoir comment ces exercices sont effectués. Puisque vous débutez, vous vous demanderez également quels postes vous conviendraient le mieux.

Le yogisme croyait que l'esprit et le corps étaient intégrés en une seule unité. Cette croyance n'a jamais échoué ni changé avec le temps. Quiconque a pratiqué le yoga a découvert un processus remarquable de guérison basée sur l'harmonie. Si vous êtes dans un cadre approprié, vous pouvez accomplir tout cela avec succès.

Les médecins sont devenus convaincus que le yoga a des effets thérapeutiques et peut être recommandé aux personnes atteintes de maladies difficiles à traiter en raison de ses effets puissants.

Vous pouvez vous appliquer des poses de yoga pour débutants si vous souffrez d'une maladie qui vous accompagne depuis longtemps.

Si vous voulez faire des poses de yoga pour débutants, vous devez croire que le yoga est bon pour vous et vous aide à vous sentir mieux.

Le yoga n'est pas une pratique nouvelle. Il a été peaufiné et appliqué pendant un certain temps et même aujourd'hui, les individus en profitent beaucoup.

Le potentiel du yoga pour aider à la guérison a fait l'objet de nombreuses enquêtes et études.

En conséquence, les poses de yoga pour débutants se sont avérées extrêmement bénéfiques et efficaces pour préserver la flexibilité des articulations. Bien que les cadeaux de yoga naissants soient vraiment basiques, ils peuvent progressivement favoriser un mode de vie sain et apporter plus d'avantages lorsqu'ils sont polis encore et encore.

Les poses de yoga pour débutants sont très intéressantes et excitantes à pratiquer. Les débutants n'auront jamais de difficulté à suivre les exercices car ils sont très faciles à faire. La technique du yoga aide à équilibrer les glandes et les organes internes. Elle affecte également des parties du corps humain qui sont à peine stimulées dans la vie quotidienne.

Si vous souhaitez apprendre des poses de yoga pour débutants, vous pouvez facilement les apprendre à la maison ou dans une école de yoga.

Les poses debout, les poses assises, les virages avant et arrière, l'équilibre et les torsions sont des poses de yoga de base pour les débutants. Même ceux qui pratiquent le yoga depuis longtemps peuvent faire ces poses de yoga pour débutants. Les positions extrêmes sont traitées plus tard dans la pratique, ce qui fait une différence.

Parce qu'un débutant ne peut pas entièrement faire face à une exposition prolongée dans le temps, l'exécution des positions prend moins de temps. Vous avez besoin de vous reposer pour que votre corps puisse progressivement s'habituer à se préparer à d'autres postures.

L'autodiscipline est la chose la plus importante à comprendre parce que vous débutez. Le yoga, c'est plus que simplement tenir diverses positions. Ne sautez aucune étape si vous ne maîtrisez pas encore les bases et essayez de comprendre l'essence des poses de yoga pour débutants.

Comment gérer les poses de yoga Il existe de nombreuses poses conçues pour améliorer la posture.

Les poses de yoga ont de nombreux avantages et visent à nous redresser et à améliorer notre posture.

Nous ne sommes peut-être pas toujours conscients de notre propre "posture tordue". Nous devrions anticiper le développement d'un os complètement déformé à l'avenir si nous avons une mauvaise posture pendant longtemps et que nous ne faisons rien pour y remédier !

Les postures de yoga sont bénéfiques pour renforcer nos cuisses, nos genoux et nos chevilles. Vos os réagiront immédiatement si vous vous habituez à faire des poses de yoga tous les jours.

On pense que les hommes et les femmes ont des muscles abdominaux et fessiers importants. Avoir développé des abdos est idéal pour un homme car cela augmente son attrait pour les femmes.

Certaines femmes accordent une grande importance au fait d'avoir de belles fesses, donc beaucoup d'entre elles s'entraînent dur pour améliorer cette partie de leur corps.

Les postures de yoga soulagent incroyablement la sciatique. C'est un type de douleur qui ne peut pas être évité facilement. Si vous faites du yoga de temps en temps ou mieux régulièrement, vous ne ressentirez probablement jamais de douleur dans le dos ou les muscles.

Voici quelques techniques pour maintenir une bonne posture de yoga. Suivez ces étapes pour bien comprendre les poses de yoga et être capable de les exécuter correctement.

Vous devez vous tenir debout, les talons légèrement écartés et la base de vos gros orteils touchant le sol. Vos pieds et vos orteils doivent être soulevés et écartés lentement. Après cela, vous devez les placer doucement sur le sol. Poussez-les d'un côté à l'autre et d'avant en arrière sans perdre le contact avec le sol.

Soulevez vos genoux et contractez les muscles de vos cuisses. Essayez de ne pas durcir votre bas-ventre en faisant cela. Imaginez une ligne d'énergie allant de l'intérieur de vos cuisses à vos aines lorsque vous soulevez l'intérieur de vos chevilles pour renforcer vos voûtes plantaires. De là, à travers le sommet de la tête et le centre du cou, du torse et de la tête. Vos cuisses doivent être tournées lentement vers l'intérieur. Soulevez l'os pubien vers le nombril et étirez le coccyx vers le sol.

Écartez vos omoplates transversalement et téléchargez-les dans votre dos après les avoir poussées vers le centre de votre dos. Soulevez le haut du sternum vers le plafond presque sans déplacer les côtes avant vers l'avant. Rendez vos clavicules plus larges. Les bras doivent être suspendus le long de votre torse.

Avec une gorge douce, une langue large et plate sur le plancher de la bouche et la base du menton parallèle au sol, vous devriez pouvoir équilibrer votre tête au milieu du bassin. Adoucissez vos yeux.

Pour la plupart des poses debout, un peu d'asana est la position de départ. Maintenez la pose pendant 30 à 1 minute et inspirez profondément.

Suivez simplement ces chiffres simples pour vous assurer que vous faites les bonnes poses de yoga.

Il existe de nombreuses poses de yoga et vous vous demandez peut-être si elles sont toutes pratiquées et appliquées. La réponse est oui. Chaque pose est conçue pour développer votre propre flexibilité et votre force.

Positions debout

L'une des positions de yoga les plus importantes est debout. Le corps et les pieds peuvent être correctement alignés dans cette pose.

Cela aide beaucoup à améliorer et à maintenir la posture. Ceci est avantageux car si vous avez une mauvaise posture, vos dorsaux peuvent être étirés inconsciemment.

Parce que les jambes et les hanches sont toutes connectées, la position debout aide à les renforcer. Il rend également les jambes et les hanches plus souples.

Ces types de poses de yoga assis rendent les hanches et le bas du dos plus flexibles. Ils renforcent également le dos. La colonne vertébrale, l'aine, les genoux et la cheville sont ainsi rendus plus élastiques. Ils vous aident également à respirer profondément, ce qui vous fait vous sentir calme et paisible. C'est un autre avantage.

Courbes vers l'avant

L'étirement des ischio-jambiers et le renforcement du bas du dos sont tous deux aidés par cette posture. Cela rend la colonne vertébrale plus souple et soulage les tensions dans le cou, les épaules et le dos.

Les courbes dans le dos peuvent vraiment aider à ouvrir la poitrine, les hanches et même la cage thoracique. Les bras peuvent en profiter pour se renforcer. Il améliore également l'élasticité et la flexibilité des épaules en même temps. La beauté est qu'il augmente la capacité de la colonne vertébrale et soulage les tensions de l'avant du corps jusqu'aux hanches. Parce que la moelle épinière est une partie essentielle de votre corps, vous devez en prendre soin.

Équilibre

Les positions en équilibre sont extrêmement exigeantes. Quand ils font du yoga, ils sont trop excités pour le faire ! Ceci est bénéfique car la jouissance de la personne lui permet de vivre son esprit et d'éclairer son âme. Une bonne posture peut être améliorée avec l'équilibre.

L'équilibre améliore l'attention et vous aide à entraîner votre capacité à vous concentrer sur votre objectif. Cependant, vous ne pourrez pas effectuer ce type de pose si vous n'avez pas déjà un haut niveau de maîtrise de votre attention.

L'équilibre est l'une des poses de yoga que les gens aiment le plus et pour lesquelles ils font beaucoup d'efforts. Il arrive un moment où la tension du corps est relâchée dans toutes les positions d'équilibre. La tension de la colonne vertébrale diminue. Il peut sembler difficile de retirer la torsion. Cependant, il est essentiel de l'effectuer des deux côtés du corps afin d'atteindre l'alignement et l'équilibre.

Vous pouvez tirer le meilleur parti de votre pratique du yoga en prêtant attention à ces positions. Si vous voulez réussir dans ces postes, rappelez-vous que la concentration est le facteur le plus important.

ÉQUIPEMENT ET ACCESSOIRES DE YOGA

Une industrie qui se concentre sur les vêtements, accessoires et équipements de yoga s'est développée en raison de la popularité croissante du yoga. Les différents enseignements et postures de yoga sont aussi variés que les gammes de produits sur Internet, qui est une véritable place de marché pour le yoga.

Si vous avez déjà visité un magasin d'articles de sport, un grand magasin ou même une épicerie, vous avez probablement remarqué une variété d'accessoires de yoga avec des personnes heureuses et calmes assises sur un tapis ou une serviette de yoga. En fait, une personne qui s'intéresse actuellement au yoga se contenterait enfant d'une confiserie. Dans l'histoire du marché, l'équipement de yoga n'a jamais été aussi accessible ou abordable !

Cela dit, vous pourriez avoir du mal à déterminer quels équipements sont les plus utiles. L'emballage de tous ces articles semble présenter de tels individus satisfaits; Comment pouvez-vous déterminer quelles entreprises sont des investissements valables?

En fin de compte, la réponse à cette question cruciale dépendra non seulement du type de yoga que vous souhaitez essayer, mais également de vos préférences.

Par exemple, tout le monde ne veut pas s'asseoir sur un tapis ; Ils préfèrent la fermeté du sol. Être assis par terre fait mal à certaines personnes et peut causer des douleurs au dos et à la colonne vertébrale ; un tapis de yoga est nécessaire dans ce cas.

Par conséquent, plutôt que de recommander ce que vous devriez acheter et ce que vous ne devriez pas, concentrons-nous sur les différents articles simples à acquérir. Ces informations peuvent vous aider à faire un choix éclairé.

Tapis de yoga

Commencez avec le tapis de yoga bien connu. Maintenant, en règle générale (avec, bien sûr, d'inévitables exceptions) : attention à la version vendue en grande surface.

Si vous devez effectuer des poses et des manœuvres complexes, un bon tapis de yoga doit avoir une forte adhérence au sol. Les tapis de yoga sont disponibles dans une variété d'épaisseurs et conviennent à tous les niveaux, du débutant au avancé. Les amortisseurs peuvent être trouvés dans de nombreux magasins de yoga. Les enfants peuvent également acheter des tapis de yoga.

Serviette de yoga

Les serviettes sont indispensables. C'est une partie importante de vos séances d'entraînement. Il existe une variété de modèles, y compris des super-absorbants.

Sacs de yoga

Les sacs de yoga sont destinés à contenir le tapis de yoga, la serviette et d'autres accessoires. Ils semblent être rectangulaires ou presque tubulaires. La majorité des articles sont faits de divers matériaux et ont une bandoulière. Il y en a beaucoup en nylon. Les sacs de yoga sont proposés dans une variété de gammes de prix, allant du plus économique au plus extravagant.

Sangles de yoga

Ceux qui pratiquent beaucoup le yoga optent souvent pour l'utilisation de sangles de yoga. Ces sangles les aident à étirer leurs membres et à tenir les poses plus longtemps.

Sacs de sable et supports

Il existe également des sacs de sable et des traversins de yoga qui aident à équilibrer le corps et à fournir un soutien lors de l'exécution de poses, d'étirements et de postures. Ils sont disponibles dans de nombreuses couleurs.

Coussins, chaises, bancs

Certains sites Web vendent des kits qui incluent ce qu'ils appellent un "coussin de méditation cosmique", annoncé comme étant idéal à utiliser.

Il y a la chaise de méditation avec un dossier rigide pour le soutien et il y a des bancs de méditation de différentes formes en plus du coussin respiratoire.

Balles de yoga

La force, l'équilibre et la tonification musculaire sont tous améliorés en utilisant un ballon. Ces superbes balles de yoga ne sont pas coûteuses et de nombreux artistes et kinésithérapeutes les utilisent pour différents développements. De nombreuses balles peuvent peser jusqu'à 600 livres.

Yoga vidéo / DVD

Au cas où vous seriez stressé d'utiliser tout le temps disponible, que vous hésitiez à suivre un cours de yoga public ou que vous ayez simplement besoin de découvrir comment le yoga est raffiné, les enregistrements de yoga et les DVD sont une méthode extraordinaire pour commencer le yoga.

Les vidéos de yoga sont géniales car vous pouvez les regarder encore et encore jusqu'à ce que vous sachiez comment faire les choses correctement.

Musique yogique

La musique de yoga peut vous aider à mieux vous concentrer, à respirer plus profondément et à tenir les poses plus longtemps.

Quelques exemples : Nectar, Fragrance of the East, Slow Music for Yoga, Tibetan Sacred Temple Music, Shiva Station, etc.

De la musique de yoga pour la transe, la danse du yoga, le flux de yoga, le chant, les mantras et les livres audio sont également disponibles.

Vêtements de yoga

Même si ce n'est pas obligatoire pour les cours, de nombreuses personnes souhaitent porter des vêtements de yoga pour compléter leur pratique.

Cependant, la majorité des novices portent des leggings et une chemise en coton ample et confortable.

Lorsque vous choisissez les meilleurs vêtements de yoga, vous devez évidemment vous demander s'ils vous feront vous sentir bien et vous aideront à vous détendre.

Les meilleurs vêtements de yoga sont ceux qui vous permettent de bouger librement et ne gênent pas votre pratique. Pour ne pas irriter la peau, il faut qu'ils s'y sentent bien.

Parce qu'ils mettent la bonne humeur, les vêtements de yoga sont un accessoire indispensable. Votre pratique du yoga ne réussira pas si vous n'avez pas les bons vêtements.

Vous devez vous attendre à beaucoup transpirer lors d'un entraînement intense. Bien que certaines personnes ne transpirent pas réellement, si vous le faites, vous devriez vous couvrir avec des vêtements absorbants pour réduire au minimum la transpiration de votre corps et vous sentir au sec.

Vous ressentirez un air collant inconfortable lorsque vous serez couvert de sueur. Cela ne doit pas arriver !

Même si les vêtements de yoga n'ont pas besoin d'être particulièrement attrayants, il est toujours important d'avoir fière allure. La pratique est influencée par des facteurs tels que la confiance en soi. Vous vous sentirez mieux si vous vous habillez bien pour le yoga. Par conséquent, choisissez les vêtements qui reflètent le mieux votre personnalité.

T-shirts et hauts : Lors du choix d'un haut ou d'une chemise de yoga, la sécurité de votre visage doit être la première considération. Les t-shirts ne doivent pas être trop longs et ne doivent pas couvrir le bas de votre corps si vous prévoyez de les porter. Parce qu'il doit être possible de déterminer si les genoux et les chevilles sont correctement alignés, il est crucial d'examiner cette région de l'alignement du corps. La majorité des femmes portent des soutiens-gorge de sport de manière à ce que, lors de certains mouvements, leurs seins soient bien maintenus en place, ce qui leur évite de perdre le soutien-gorge lors des étirements.

Bas de yoga : Choisir un pantalon de yoga peut être difficile. La surface et la texture de certains pantalons peuvent ne pas vous mettre à l'aise. Une chose à laquelle il faut penser lors du choix d'un pantalon est sa longueur. Certains pantalons arrivent jusqu'à la cheville. Vous devriez porter des pantalons qui descendent sous vos genoux si cela vous met mal à l'aise. Vous serez libre de vous déplacer grâce à cela.

Short de yoga : Si vous pratiquez le Bikram Yoga, c'est un bon choix. L'environnement dans lequel ce type de yoga est pratiqué est chaud. Les shorts laisseront la chaleur s'échapper de votre corps.

Vous n'avez pas besoin de dépenser beaucoup d'argent pour des vêtements de yoga. La chose la plus importante est que vous soyez satisfait et à l'aise à l'intérieur.

CONCLUSION

La pratique du yoga est un voyage sans fin qui semble toujours en être à ses balbutiements ; En conséquence, le titre de ce livre est quelque peu ironique, rappelant une énigme zen insoluble. Le yoga n'a ni début ni fin ; C'est un processus sans fin de découverte de soi pour remettre votre corps sur pied et maintenir sa meilleure santé.

Cependant, il est acceptable de se référer à cet écrit comme une introduction au yoga à des fins strictement pratiques, et nous espérons que vous l'avez trouvé agréable à lire.

Ce livre, entre autres :

Vous savez maintenant que le yoga n'est pas une religion, vous n'avez donc pas besoin de changer ou d'avoir une religion pour le pratiquer.

Il vous a aidé à comprendre les avantages du yoga ; avantages qui comprennent des améliorations de la santé mentale, émotionnelle et physique.

Cela vous a aidé à réaliser que le yoga n'est pas une "aventure d'un soir", mais plutôt une pratique qui nécessite de la régularité, de l'engagement et de la cohérence afin de vous procurer les avantages que vous méritez.

Cela vous a aidé à comprendre les différentes formes de yoga qui s'offrent à vous - qui peuvent toutes être trouvées en Occident, malgré le fait que certaines des formes les moins connues ne se trouvent que dans les grandes zones urbaines.

Vous avez maintenant une compréhension générale des différents équipements que vous pouvez acheter (si vous le souhaitez !) pour rendre le yoga plus agréable pour vous.

Enfin, apprécions les sages paroles de Swami Akhil Ananda, dans lesquelles il décrit poétiquement le pouvoir et la joie de ceux qui suivent attentivement un voyage yogique. Veuillez garder à l'esprit que vous pouvez simplement omettre le mot "Dieu" de la citation suivante sans changer sa signification si vous n'êtes pas d'accord avec son utilisation :

"Quand un vrai mystique a des expériences spirituelles superconscientes, il devient extrêmement intéressé par ses semblables et découvre comment Dieu s'exprime en eux."

Un mystique perçoit la présence de Dieu partout et, par conséquent, s'intéresse avec compassion non seulement aux humains mais aussi aux autres êtres.

www.ingramcontent.com/pod-product-compliance
Lightning Source LLC
LaVergne TN
LVHW050313160826
845677LV00014B/3375

* 9 7 9 8 3 6 1 1 7 0 4 1 8 *